U0253700

新安伤科治法

胡永久 编著

吉林科学技术出版社

图书在版编目(CIP)数据

新安伤科治法 / 胡永久编著. -- 长春 : 吉林科学技术出版社, 2023.3

ISBN 978-7-5744-0294-2

Ⅰ. ①新… Ⅱ. ①胡… Ⅲ. ①骨损伤－中医治疗法 Ⅳ. ①R274

中国国家版本馆CIP数据核字(2023)第064946号

新安伤科治法

编　　著　胡永久
出 版 人　宛　霞
责任编辑　史明忠
封面设计　四川悟阅文化传播有限公司
制　　版　四川悟阅文化传播有限公司
幅面尺寸　880mm×1230mm
开　　本　32
字　　数　244千字
印　　张　8.5
印　　数　1-1000册
版　　次　2023年9月第1版
印　　次　2023年9月第1次印刷

出　　版　吉林科学技术出版社
发　　行　吉林科学技术出版社
地　　址　长春市南关区福祉大路5788号出版大厦A座
邮　　编　130118
发行部电话/传真　0431—81629529　81629530　81629531
　　　　　　　　　81629532　81629533　81629534
储运部电话　0431-86059116
编辑部电话　0431-81629510
印　　刷　成都市兴雅致印务有限责任公司

书　　号　ISBN 978-7-5744-0294-2
定　　价　78.00元

编委会

出版说明

新安医学，指的是明清时期崛起于安徽徽州的医学家群体所从事的著述和临床实践。新安医学以医家众多、医著丰富、影响深远而名扬一方，在中国医学史上占有特殊的位置。

在存世的新安医籍中，包括对中医经典的阐发、研究，对临床各科医疗经验的总结等，内容皆极其丰富。其中，在骨伤科方面的成就特别引人注目。

本书编者从自己的专业出发，简要阐述了新安医学及新安伤科的形成、发展和贡献，着重对骨伤科学术造诣较深的代表人物吴谦、江考卿、汪机、程国彭、江昱、朱君尚、张杲、江瓘、汪绂、胡显君、胡茂忠等的学术成就作了评述，并摘编了这些名医的骨伤科治法。其中，不少内容仅存私家藏书中，难得一见；且很多临床简易治法、处方用药对今天的骨伤科医生，尤其是基层医生，仍有参考价值。

需要说明的是在摘编古籍中的内容时，为存其原貌，药名一般不改（如碎补即骨碎补，然铜即自然铜，故纸即破故纸、补骨脂）；剂量也不改（古方一斤为十六两，一两为十钱，一钱为十分），读者在应用时，可按一斤为500克加以折算。此外，凡涉及保护动物的药物如虎骨、麝香、猴骨等，应使用代用品为宜。

本书在编写时，参考了原徽州各县县志及李济仁先生主编的《新安名医考》（安徽科技版，1990）和歙县卫生局编撰的《新安医学史略》（内部编印本）等，特此说明。

序

中医骨伤科历史悠久，是中华各族人民长期与骨伤疾患作斗争的经验总结，具有丰富的学术内容和卓越的医疗成就，是祖国医学的重要组成部分，对中华民族的繁衍昌盛和世界医学的发展产生了深远的影响。然而，谁都知道：中医骨伤科之所以历经数千年而不衰，至今仍然在人类的医疗保健中发挥着不可替代的作用，是由其自身的科学性和独特的优势所决定的。而在传世流芳的新安医学家群体和学术体系中，毫不置疑，新安医学伤科治法及典型案例，也是祖国医学宝库中的“瑰宝”，极具特色，自成一派，源远流长，影响广泛，例如，在存世的新安医籍中，包括对中医经典的阐发、研究，对临床各科医疗经验的总结等，内容皆极其丰富，其中，在骨伤科方面的成就更是引人注目，如清代吴谦（歙县人）所著、乾隆皇帝赐名的《医宗金鉴》，清代江考卿（婺源人）所撰的《江氏伤科方书》，明代新安医学大家汪机（祁门人）的《外科理例》等，他们的每一部医著都是经典名著，似繁星闪烁，说出书名来都如雷贯耳，令今人感佩不已。

所谓“新安医学”，是指明清时期崛起于古徽州的医学家群体所从事的著述和临床实践。新安医学以医家众多、医著丰富、影响深远而名扬一方，在中国医学史上占有特殊的位置，他们卓越的贡献，与随之建立起的科学分科诊治体系是密不可分的。实际上，新安医学早在唐宋时期就已形成分科，见之于文献者有内科、妇科和针灸科。随着社会的发展，医术的不断进步，骨伤科的兴起与普及，伤科名医的声名远播与增加，在新安医学典籍浩瀚星海中，也有了论述伤科治疗的专著，但都是“以家族传承为特征”的家学著作，大多传内不传外，缺少“学术性”的开放交流；时至今日，还缺少百家争鸣而互通有无的全面、系统地介绍新安医学伤科疗法的专著，在此背景下，永久先生的新作《新安伤科治法》横空出世，应运而生，不啻为“久旱遇甘雨”，正逢其时，实属难得，可圈可点。

在《新安伤科治法》一书中，永久先生从自己的专业出发，简要阐述了新安医学及新安伤科的形成、发展和贡献，着重对骨伤科学术造诣较深的代表人物吴谦、江考卿、汪机、程国彭、江昱、朱君尚、张杲、江瓘、汪绂、胡显君、胡茂忠等名医的学术成就做了评述，并摘编了这些人的骨伤科治法。其中，不少内容仅存私家藏书中，难得一见，并且很多临床简易治法、处方用药，并附有图解、口诀、病因病机认识、病证诊断鉴别案例等相关介绍，深入浅出，通俗易懂，朗朗上口，易记易学，对今天的骨伤科医生，尤其是基层医生，仍能提供较高的参考价值和较好的借鉴作用。

现代治疗骨折讲究的是，须在继承中医丰富的传统理论和经验的基础上，结合现代自然科学的成就，贯彻固定与活动统一、骨与软组织并重、局部与整体兼顾、医疗措施与患者主观能动性密切配合四个基本治疗观点，辩证地处理好复位、固定、练功活动、内外用药四大骨折治疗原则之间的关系，尽可能做到骨折复位不增加局部软组织损伤，固定骨折而不妨碍肢体活动，进而促进全身气血循环，增加新陈代谢，使骨折愈合与功能恢复并进，达到患者痛苦轻、骨折愈合快、功能恢复好、不留后遗症的治疗目的。从这个角度而言，永久先生编著的《新安伤科治法》，不仅能较好地解决古今融会贯通、古为今用之弘扬、光大的问题，而且在指导基层骨伤科医生治疗骨伤病痛中所发挥出的作用将是难以估量的，定能为新时代祖国的中医药事业，尤其是农村医疗卫生事业发挥出应有的积极作用。

同时，我还欣喜地看到，《新安伤科治法》的出版，必将填补黄山市新安医学医著较为系统、较为全面地介绍伤科治法的空白，为伤科从医者提供一部教科书式的通俗读本。欣喜之余，欣然提笔为之序。

国医大师　韩明向

2022年12月6日于合肥

目录

第一章　新安医学及其新安伤科

第二章　新安伤科精华

第一章

新安医学及其新安伤科

新安医学与新安伤科的形成、发展及贡献

一、新安医学形成的社会与历史背景

徽州地处皖、浙、赣三省的结合部，位于安徽省南端。其历史悠久，春秋时属吴，吴亡属越，越亡属楚。秦始皇统一六国后，在这一地区置黟、歙二县，属会稽郡。楚汉之际属鄣郡，汉时更名丹阳郡。东汉建安十三年（208），置新都郡。西晋太康元年（280）易名新安郡。隋开皇九年（589）改名歙州。宋宣和三年（1121）改歙州为徽州。明清时，徽州府领歙县、黟县、休宁、绩溪、祁门和婺源六县。因历史上曾为新安郡，故学术界多称徽州为新安，称徽州医学为新安医学。

新安医学以其医家众多、医著丰富和影响深远在祖国医学发展史上占有重要地位，它的兴起和繁荣具有深厚的社会根源。

（一）中原士族迁入，南北文化融合

徽州地区居民古称山越。《资治通鉴》云："山越本亦越人，依山阻险，不纳王租，故曰山越。"西汉末年，王莽篡位，社会动荡，而徽州多山，"东有大鄣山之固，西有浙岭之

塞，南有江滩之险，北有黄山之厄”（道光《徽州府志》卷一《地理》），被群山封锁而与外界隔绝，成为北方人躲避战乱的最佳之地。时任司马长史的方紘为避战祸而迁居歙县东乡，成为最早迁入徽州的北方氏族。东汉末年，徽州望族之先祖龙骧将军汪文和，为避战乱，渡江南迁，遂安家于歙。此后，因三国纷争、西晋八王之乱、永嘉之乱、唐末黄巢起义、宋靖康之乱，由北方迁入徽州者更是接踵而至。如新安黄氏先祖黄积，原为江夏望族，随晋元帝南渡而任新安太守，遂定居于此。因黄巢起义而入居徽州的还有江氏、王氏等。江氏为唐末宰相江沟之后，王氏为唐末重臣王仲舒之后裔。另有“为逃避赋役陆续流徙来徽州的中原居民……留恋徽州大好山水，官于此遂家于此，或游历至此而居此”（《徽州学概论·徽州人概说》）的北方移民，像东晋新安太守程元谭、西汉新安太守舒许等。据程尚宽等修纂的《新安名族志》所载，明代中期，从中原等外地迁入徽州的名门望族共有60多个。

北方氏族的迁入，带来了先进的生产技术和中原文化，促进了新安文化的发展和劳动工具、生产技术的更新。因永嘉之乱而南渡的青州胡氏，其一部分随新任太守胡青入居新安后，即在郡郭外开垦荒地，修筑水渠，以灌千亩之田。在胡氏之后，徙居新安的鲍氏亦修建了鲍氏堰，以利农垦。为避唐末战乱，著名墨工奚超携子廷珪由河北易州迁居歙州，重操基业，成为徽墨之鼻祖。据说歙砚亦由迁居新安之叶姓所创。宋·洪迈《歙砚谱》载，唐开元中，猎户叶南卿逐兽至婺源长城里，“见叠石如城垒状，莹洁可爱，因携以归，刊粗成砚”（《歙州砚谱》）因此砚温润适宜，研磨生辉，故歙砚由此名满天下。

融入新安的中原士族凭借这里稳定的社会环境，族势日益恢复和强盛。他们虽然散居于山间乡野，但传统家学及政治需求，使其重视教育，崇尚儒学。一些名宗大族建书院、设私塾、办文会，用以训导族内子弟，出现了“远山深谷，居民之处，莫不有学有师”“十户之村，无废诵读”的景况。教育的勃兴与人文郁起，为新安医学的发展奠定了文化基础。

随着中原文化的传入，北方医学亦传入新安。早在南北朝时期，山东名儒羊欣出任新安太守，前后凡13年。羊欣精医，任职期间著有《羊中散方》，书中载有新安医家的临床经验。北宋元丰年间，歙人张扩游历中原，习医于蕲水的庞安常和西蜀王朴得其真传，医名大震。其弟张挥及子孙又得扩之所传，侄孙张杲在《医学》中就记载了大量北方历代名医的治疗经验，促进了北方医学在新安的传播。

吸收南北文化而发展起来的新安望族对新安医学发展的影响是极其深远的。他们作为一个有相当文化素养和政治地位的家族集团，通过血缘这条纽带，把医学同家族经济、文化结合在一起，为新安医学的发展提供了较好的文化基础和经济保障。早期徙居新安的程氏家族就是一例。程氏先祖程元谭，晋时为新安太守，遂定居新安。其族繁衍极盛，遍居新安各地。程氏家藏诗书，世传笏簪，出将入相，代不乏人。著名的理学家程颐、程玠即其族人梁将军忠壮公程灵洗之后。新安名医出其族者十约有一，共出名医80余人，著书60余部，涉及针灸、骨伤、内、外、儿、妇诸科，出现了像程玠、程衍道、程仲龄、程文囿、程林、程芝、程大中等医学大家。在新安，正是有像程氏、汪氏、吴氏等望族历经千年不衰，才使新安医学得以持续发展。

（二）宋明理学昌盛，习儒业医众多

宋时，程朱理学兴起。作为理学创始人二程夫子程颢、程颐及文公朱熹的桑梓之邦，新安文化与其有着天然的联系。其中，朱熹受新安文化影响尤深。当时，新安尚有一批与其志同道合者，对理学有很深的研究，如朱熹表兄程允即是。反之，程朱理学亦左右了新安文化的发展。在医学上，这不仅表现于众多儒者习医，以医济世，还表现在学术风气活跃，理论和临床取得了长足的进步。

宋代卫生状况极为落后，疾病严重危害着人们的健康。特别是当疫疾流行之时，“家家有僵尸之痛，室室有号泣之哀”，人们出于对疾病的畏惧，见有病者，往往“邻里之间断绝讯问，甚至骨肉之亲亦委之而去”。这使视“仁义”为天理的理学家们不能等闲视之，朱子疾呼：“伤俗害理，莫之为甚。”要求人们以理、义为重，给患者以积极治疗和精心照顾，并对亲自为民察疾治病的儒士、官宦予以表彰。朱熹之外祖歙人祝公就深得其赞誉，程颐亦教导人“病卧丁床，委之庸医，比于不慈不孝。是以为人父子者，不可以不知医”。随着理学盛行，行医渐被广大儒者视为实践忠、孝、礼、义思想的一条途径。“不为良相，即为良医”成为一种社会习俗。新安得风气之先，“上事君亲，下救贫厄”，致力于岐黄者甚众。如明时，曾任湖北钟祥县县令的余傅山，告官归里后，即以所学之医术服务乡梓。其堂弟余午亭，习儒30余年，屡试不中，傅山劝他：“医诚能益世利人，亦不负所学。”午亭乃从其习医，后以医扬名。又如孙一奎，其父业儒，屡试不奎中，怏怏而病。一奎幼时即自怨事亲无术，及行贾于苍梧时，得异人所

授之医术，乃复起行医之心，归里告父。父亲鼓励他说："医，何不可为也？良医济世与良相同博此行，又何言良贾？"一奎乃师黄古潭，终成一代名医。再若祁门儒医徐春甫，明隆庆间在京创办世界上第一个民间医学团体"一体堂宅仁医会"，以"仁"为办会宗旨，并提倡会员用理学格物致知的精神深研医术，精心临床。

程朱理学一反汉唐儒学死守经义、只知训诂之弊陋，提倡独立思考，强调"格物致知""即物穷理"。宋、明两代，新安医学理论和临床的发展，均深受理学的影响，并以其为哲学基础。而这些学术的进展，进一步确立了新安医学的历史地位。如"参合太极之理……贯穿《内经》之言"而创的丹溪学说，在新安能为广大医家崇尚、师法并得以发扬光大，其重要的原因之一就是其医、理结合，能引起新安儒医的共鸣。新安医家对丹溪学说继承及发展最有建树者为程充、方广、汪机等，均为工儒精医之辈。又如孙一奎，其认为"……深于《易》者，必善于医；精于医者，必通于《易》。术有专攻，而理无二也"，其深信"理气合一"，认为"天地之间，非气不运，非理不宰，理气相合不相离也"。"气"动才能生物，生命之延续，在于"气"之恒动。"人与天地生生不息者，皆一气流行耳"。故倡导"理气阴阳论"。对命门的理解，亦以《太极图说》为依据，言"命门乃肾中之动气，非水非火，乃造化之枢纽，阴阳之根蒂，即先天之太极、五行由此生，脏腑以继而成。"再如朱子著《疑诗序》《伪古文尚书》，开辨伪之先河，这对方有执写作《伤寒论条辨》之影响是深远的。

明后，理学日趋僵化，阻碍社会文化的发展。对理学深有研究的新安名儒江永、戴震等奋起发难，其哲学上的革命又一次推动了医学的发展。吴澄《不居集》的著述，就深得其启迪，戴震本人在医学上亦多有明见。

（三）商业经济活跃，医学交流频繁

外地人口的大量迁入和社会的长治久安，使新安出现地狭人稠之势。至明清，徽商已十分发达，大量徽民侨居在外，徽商会馆遍布各地。随之，各徽商聚集之地亦出现了新安医家的踪迹。他们或挟技游历江湖，或据术寓居一方。据考，仅苏扬、开封、沪浙等地，就有新安名医40余人。新安医家与外界交流的频繁，不仅提高了新安医学的声誉，还吸收了异域丰富的医疗经验，使新安医学得以充实和提高。如出生商贾之家的江瓘，其《名医类案》的撰就，与其子江应宿游历云南、吴越、齐楚、燕赵，博览前贤医案是分不开的。行医于外的新安医家与商人关系十分密切，如叶天士，其祖辈即从新安移居苏州行医，但仍同徽商保留着密切联系。据《扬州画舫录》记载，叶天士与新安巨贾黄履暹关系就非同一般。叶天士曾受黄履暹之请，居于其扬州倚山之第，同王晋三、杨天池、黄瑞云等研究医学。《叶氏指南》亦为黄履暹所刻。

新安商业活跃及医学发达，推动了新安药商的兴起。明清时，一些新安大贾，由于其独特的经营之道，纷纷开设药堂，以其药真价实取信于民。每当疫病流行之际，他们散药民间，以显其好善乐施，从而扩大自己的影响，带动了药业的发展。像前文提及的黄履暹在扬州开设青芝堂、绩溪胡雪岩在杭州开设胡庆余堂，即系此类之典型。一些新安医家在应诊之时，亦常制作一些成药出售，由于医术高明，药效灵显，再加上与商人关系密切，通晓经营之术，从而发展为药堂。

随着商业的发展，明清时的新安已成为全国三大刻书中心之一，刊刻了大量新安医家的医籍，为新安医学的总结、交流提供了极大方便，也为后世保存了大量珍贵的医学史料。

二、新安伤科的形成、发展及贡献

（一）新安伤科的形成与发展

早在唐宋时期，新安医学就已形成分科，见之于文献者，有内科、妇科和针灸科。明清时期，随着农业的恢复和发展，资本主义工商业的初步繁荣，徽商进入了鼎盛时期。徽商“贾而好儒”，获利以后，纷纷投资办学，促进了徽州教育、医学、刻书等各行业的发展。这一时期，新安医家人才济济，名医辈出。据不完全统计，有名可考的医家有607人，医著447种。其中专门从事正骨伤科的医家也越来越多，如休宁正尚、歙县“吴山铺程氏伤科”等。一些以内科、妇科、针灸科为主的医家也重视了伤科的治疗，新安伤科逐渐从内、妇、针灸诸科中分离出来，形成了独立的伤科学。其标志是许多伤科医家，边行医，边写作，一批伤科医籍相继问世。江考卿的《江氏伤科方书》、吴谦的《医学金鉴——正骨心法要旨》、江昱的《跌打秘方》、朱君尚的《秘传跌打方》、徐少庵的《啖芋斋别录》、胡显君的《跌打内外伤秘方》等就是他们的代表作。

同时，由于祖国医学基础理论的发展，尤其是气血学说、“折伤专主血论”“瘀不去则骨不能接”“肾实则骨有生气”等学术观点的形成，对新安伤科学术的确立和进步起到了直接的指导作用。受上述思想的影响，新安伤科在学术上形成了以汪机等人为代表的八纲、脏腑辨证派和以江考卿等人为代表的经络穴位派。这两派学术上的成就，为新安伤科的发展做出了贡献。

（二）新安伤科的贡献

新安伤科的形成，极大丰富了新安医学和祖国的医学宝库，促进了祖国医学的不断发展。它对祖国中医伤科学的贡献是多方面的：

（1）在伤科诊断方面，从历代医学文献中可以看出，我国古代医学对骨骼系统大体上的结构已有概念性的认识；宋代以后对人体躯干和四肢的骨骼结构已比较符合实际。吴谦在《医宗金鉴·正骨心法要旨》一书中说："广盖一身之骨体，既非一致，而十二经筋之罗列序属，各属不同，故必素知其体相，识其部位，一旦临证，机触于外，巧生于内，手随心转，法从手出。"十分强调认识骨伤部位、骨骼结构对骨伤诊断和手法治疗的作用。江考卿《江氏伤科方书》，在阐述以经络、穴道、脏腑、部位辨伤的同时，还发明了用触诊法检查骨擦音以诊断骨伤的方法。书云："凡打伤跌肿，肉中之骨不知碎而不碎，医者以手轻轻摸肿处，若有声音，其骨已破。"以是否有骨擦音来诊断骨折，是骨伤诊断学上的一大创举，比西方人早了近百年，至今仍然是现代骨折诊断的三大专有体征（畸形、异常活动、骨擦音）之一。

（2）在骨折分类诊断方面，《正骨心法要旨》记载了颈椎、胸椎、腰椎、骶椎、锁骨、胸锁关节、肋骨、肩胛骨、肱骨、肘关节、股骨、膝关节、髌骨、胫腓骨、足跟骨、掌骨、跟骨、蹠骨等30多个部位骨折或关节脱位，并首次将颈椎骨折脱位分为四大类型："一曰从高处坠下，致颈骨插入腔内，而左右活动者，用提法治之；一曰打伤，头低不起，用端法治之；一曰坠伤，左右歪斜，用整治法治之；一曰打扑伤，面仰，头不能垂，或筋长骨错，或筋聚，或筋强，骨随头低，用推、端、续、整四法治之。”这是依据致伤暴力的方向结合伤后的症候表现的分类法。第一类是寰枢椎脱位，第二、三类是屈曲型的骨折脱位，第四类是过伸型骨折脱位。这种分类型诊断法，对骨折的整复、固定治疗及预后有着重要的指导意义。

（3）在骨伤复位方面，明清时期骨折复位以闭合手法复位为主，十分强调手法的准确性与灵活性。《正骨心法要旨》将手法概括为“摸、接、端、提、推、拿、按、摩”八法。吴谦认为，伤有轻重，而手法亦应各有所宜，应根据患者伤情，“高下疾徐，轻重开合”，因人而异，做到“机触于外，巧生于内，手随心转，法从手出”，心明手巧，才能收到好的效果。

（4）在骨伤外固定方面，吴谦在理论和实践上都认识到了外固定对骨折治疗的重要性。《正骨心法要旨》云：“跌仆损伤，虽用手法调治，恐未尽得其宜，以致有治如未治之苦，则未可云医理之周详也。”认为在施行手法的同时，还必须用外固定的方法，以达到辅助和维持骨折复位的目的。单纯依赖手法，不能说是完善和周全的骨伤治疗法。《要旨》总结了前人进行外固定的经验，逐一介绍了裹帘、振梃、披肩、攀索、迭砖、通木、腰椎、竹帘、杉篱、抱膝等10种外固定器具及使用方法，并附图10幅，对骨伤外固定器具及其技术的发展做出了重要的贡献。

（5）在辨证施治方面，新安医家十分强调对骨伤的辨证论治，薛己《正体类要·序》说：“肢体损伤于外，则气血损伤于内，营卫有所不贯，脏腑内之不和，岂可纯任手法，而不求之脉理，审其虚实，以施补泻哉？”新安名医汪机治疗骨伤，推崇薛己学派的辨证论治观点，他认为：“广有诸中然后形诸于外，治外遗内，所谓不揣其本而齐其末，殆必已误于人己尚不知，人误于己人亦不悟”（《外科理例·前序》），强调“外科必本于内，知乎内以求于外气在治疗上应调补元气，先固根底，不轻用寒凉攻利”“分别阴阳，戒滥用刀针以消为贵，以托为畏。”

（6）在骨曲炎、骨结核治疗方面，汪机根据杨清臾提出的“肾实则骨有生气”的论点，力主用温补强壮疗法治疗骨疽。他在《外科枢要》一书中说：“多骨疽，由疮疡久溃，气血不能营于患处，邪气陷袭，久则烂筋腐骨而脱出，属足之阴亏损之症也，用补中益气汤以固根本。若阴火发热者，佐之以六味丸，壮水之主，以镇阳光；阴气虚寒者，佐以八味丸，益气之源，以消阴翳。外以附子并葱熨法，散寒邪，接营气，则骨自脱，疮自敛也。夫肾主骨，若阴气可损，其骨渐肿，荏苒岁月，溃而出骨。”汪氏此论，为明清外伤科各家竞相引述。在《外科理例》一书中，汪机还首次提出了骨髓炎、骨结核与患者先天禀赋有关的观点。该书卷二云：“复骨疽患一二年不愈，常落出骨一片，或细骨，或有蛀蚀眼，或三五月落骨一片。此乃非营气不从而生，乃母受胎复感精气而成。”指出这种骨髓炎、骨结核的死骨，不仅仅是因营气不足所致，而是有先天禀赋的原因。

（7）在伤科杂病的诊治方面，新安医家对各种伤科杂病的诊治有很高的造诣。如程国彭善治腰痛，他在《医学心悟》一书中，对腰痛的成因和诊治作了深刻的阐述。腰痛，有风，有寒，有湿，有热，有瘀血，有痰饮，皆标也，肾虚其本也。腰痛拘急，牵引腿足，脉浮弦者，风也；腰冷如冰，喜得热手熨，脉沉迟或紧者，寒也，并用独活汤主之；腰痛如坐水中，身体沉重，腰间如带重物，脉濡细者，湿也，苍白二陈汤加独活主之；若腰重疼痛，腰间发热，痿软无力，脉弦数者，湿热也，恐成痿症，前方加黄柏主之。对于外伤性腰痛，该书云：“若因闪挫跌仆，瘀积于内，转侧如刀锥之刺，大便黑色，脉涩或芤者，瘀血也，泽兰汤主之。程氏认为，如无外邪，则应以补肾法治疗腰痛、大抵腰痛，悉属肾虚。既挟邪气，必须祛邪，如无外邪，则唯补肾而已。”这里，程氏阐释了《内经》所说的“腰为肾之府”的道理。此外，程国彭对关节炎等痹症也有独到的见解。《医学心悟》云：“痹者，痛也。风、寒、湿三气杂至，合而为痹也。”在治疗上，他认为：“治痛痹者，散寒为主，而以疏风燥湿佐之，大抵参以补火之剂。所谓热则流通，察则凝塞，通者不痛，痛者不通也。”这对现代中医治疗关节痛等痹症也具有一定的指导作用。

元代新安名医李仲南治伤学术思想及成就

李仲南，一作中南，号栖碧，元代安徽黟县人，居栖碧山中（在今浙江省境内），故称“栖碧”。初因养亲寿老，修建道院，以求还丹之道，后悟丹之道远，明方始能寿母，遂汇集古人医书，择其精要，以脉、病、因、证、治列为五类，编辑成书，复钤以图，撰成《锡类钤方》。其好友孙允贤以此书略于治法，故为之详加补订，备述治法，时其母已殁，遂衔哀茹痛，更名为《永类钤方》，于至顺二年（1331）刊行于世。是书凡22卷，卷1为诊脉图诀，风、寒、暑、湿四中四伤钤图方论；卷2～7列伤寒、杂病证治内容；卷8为“《南阳活人书》伤寒集要方”；卷9～10为“和剂局杂病方集要”；卷11～14辑录宋元间诸医诊病治验方；卷15～17为妇科证治方论；卷18～19为产科证治方论；卷20～21为儿科证治方药，内存“全婴总要”；卷22为骨伤科证治方论，并载录了多种骨折、脱位，整复、夹板固定法及若干医疗器械，现将其突出的骨伤诊治学术思想及诊断治疗经验介绍如下：

一、治伤强调疏理气机

李氏认为“人禀天地阴阳之气以生气，升降周流一身，呼吸定息往来无穷，皆气所为”“五脏之气贵乎平顺，阴阳之气贵乎不偏”，则津液流通。”因而治疗中强调疏理气机。因气血相依，血以载气，气能行血，故治疗外伤，除当用手法整复外，亦强调以调气为先，认为“被伤之时，岂无外感风寒之证，且先用三四服疏风顺气药却看患人虚实，有何证候轻重。若伤重气血潮作，昏闷胀痛，亦先通气，而后通血，盖血随气行。”“凡打伤在两胁、两胸、两肚、两肋，却用通气通血药，又看病人虚实不同，虚者通药须兼补药，实则补药放缓，且用贴药在前，通药在后。凡用通药反不通者，后用顺气药，腹肚全无，膨胀而得安。此为不干血作，乃是气闭不通。如腹肚有血作，一通便下，亦须以顺气药兼之，庶胸膈腹肚不致紧闷，气顺后却用损药，无不愈，须先顺气故也。”

二、首创过伸牵引加手法复位治疗脊柱屈曲型骨折

《永类钤方》首次介绍了攀门伸张复位法治疗腰部损伤：“凡腰骨损断，先用门扇一片放地上，一头斜高些，令患人覆眠，以手伸上，攀住其门，下用三人拽伸，医者以手按损处三时久。”脊柱胸腰部压缩性骨折在牵引的情况下，医生用两手重叠按压在后凸起部，用力向下反复按压前推，借前纵韧带的张力向后挤压，使压缩性骨折得以复位。首创过伸牵引加手法复位治疗腰椎骨折，也是世界骨科史的先河。

三、首次运用“粘膝”与“不粘膝”作为髋关节前后脱位的鉴别诊断

髋关节脱位一般皆有跌打损伤史，局部肿胀、疼痛、呈弹性固定、患肢活动功能障碍，不能站立行走。《永类钤方》记载：“凡臀搬左右跌出骨出”，首次提出了前后脱位的鉴别方法：“凡辨腿胯骨化，以患人膝比并之，如不粘膝，便是向仙（前脱位）；如粘膝不开，便是出外（后脱位）。”后在《普济方》《证治准绳》《伤科汇纂》中均继承之。今《中医伤科学》称之为“粘膝证”，“粘膝证阳性”为髋关节后脱位体征。

四、率先提出运用盘脚膝抵法治髋关节后脱位

髋关节脱位，手法整复宜早忌迟。对于髋关节后脱位，李仲南率先提出运用盘脚膝抵法治髋关节后脱位。《永类钤方》曰：“凡臀骨左右跌出骨者，右入左，左入右，用脚踏进。如跌入内，令患人盘脚，按其肩头，用膝抵入，虽大痛一时无妨。”后明《普济方》《证治准绳》均继承之。此法仅适用于髋关节后脱位。现在中医骨伤科临床中仍在使用，也具有一定的临床使用价值。

（1）治伤强调疏理气机

李氏认为“人禀天地阴阳之气以生气，升降周流一身，呼吸定息往来无穷，皆气所为”“五脏之气贵乎平顺，阴阳之气贵乎不偏”，则津液流通。”因而治疗中强调疏理气机。因气

血相依，血以载气，气能行血，故治疗外伤，除当用手法整复外，亦强调以调气为先，认为“被伤之时，岂无外感风寒之证，且先用三四服疏风顺气药却看患人虚实，有何证候轻重。若伤重气血潮作，昏闷胀痛，亦先通气，而后通血，盖血随气行。”“凡打伤在两胁、两胸、两肚、两肋，却用通气通血药，又看病人虚实不同，虚者通药须兼补药，实则补药放缓，且用贴药在前，通药在后。凡用通药反不通者，后用顺气药，腹肚全无，膨胀而得安。此为不干血作，乃是气闭不通。如腹肚有血作，一通便下，亦须以顺气药兼之，庶胸膈腹肚不致紧闷，气顺后却用损药，无不愈，须先顺气故也。”

（2）首创过伸牵引加手法复位治疗脊柱屈曲型骨折

《永类钤方》首次介绍了攀门伸张复位法治疗腰部损伤：“凡腰骨损断，先用门扇一片放地上，一头斜高些，令患人覆眠，以手伸上，攀住其门，下用三人拽伸，医者以手按损处三时久。”脊柱胸腰部压缩性骨折在牵引的情况下，医生用两手重叠按压在后凸起部，用力向下反复按压前推，借前纵韧带的张力向后挤压，使压缩性骨折得以复位。首创过伸牵引加手法复位治疗腰椎骨折，也是世界骨科史的先河。

（3）首次运用“粘膝”与“不粘膝”作为髋关节前后脱位的鉴别诊断

髋关节脱位一般皆有跌打损伤史，局部肿胀、疼痛、呈弹性固定、患肢活动功能障碍，不能站立行走。《永类钤方》记载：“凡臀搬左右跌出骨出”，首次提出了前后脱位的鉴别方法：“凡辨腿胯骨化，以患人膝比并之，如不粘膝，便是向仙

（前脱位）；如粘膝不开，便是出外（后脱位）”。后在《普济方》《证治准绳》《伤科汇纂》中均继承之。今《中医伤科学》称之为“粘膝证”，“粘膝证阳性”为髋关节后脱位体征。

（4）**率先提出运用盘脚膝抵法治髋关节后脱位**

髋关节脱位，手法整复宜早忌迟。对于髋关节后脱位，李仲南率先提出运用盘脚膝抵法治髋关节后脱位。《永类钤方》曰：“凡臀骨左右跌出骨者，右入左，左入右，用脚踏进。如跌入内，令患人盘脚，按其肩头，用膝抵入，虽大痛一时无妨。”后明《普济方》《证治准绳》均继承之。此法仅适用于髋关节后脱位。现在中医骨伤科临床中仍在使用，也具有一定的临床使用价值。

吴谦治伤学术思想博大精深

一、《医宗金鉴》对骨伤临床的创见

吴谦，字六吉，清代歙县人，生于清康熙二十八年（1689），卒于乾隆十三年（1748），享年59岁。

清初，吴谦与张璐、喻嘉言并列为清初全国三大名医。乾隆时官至太医院判。高宗皇帝非常器重他，曾对近臣说："吴谦品学兼优，非同凡医，尔等皆当亲敬之。"后来吴谦奉旨编纂医书，与刘裕铎同为总修官（主编）。他们据内库藏书及从全国征集来的家传秘籍和世传经验良方，分门别类，删其驳杂，取其精华，发其余蕴，补其未备，历时4年，于乾隆七年（1742）题纂成书，乾隆赐名《医宗金鉴》。

《医宗金鉴》全书共九十卷，十五门。其中《订正伤寒论注》《订正金匮要略注》二门，为吴谦亲自编注，二书的引注颇广，采撷全国历代名医的精华。但他引古而不泥古，对经文的每字每药都做了认真细致的考证，在每条经文之下，首先提出己见，加上自己的按语，然后再引证他人的注释；对每个方剂，亦是首先提出自己的"方解"，以后再引证其他人的"集解”。对经文有缺误者，采取改、补、删、移等法，予以校正。其他也都经吴氏修改补充和审订，全书包括了从基础理论到临床各科多方面内容，论述精当，言简意赅，至今仍为指导中医临床各科有价值的参考书。

书中《正骨心法要旨》一篇，4卷，除了对整复手法、外敷、内治等方法详加介绍外，还有人形、竹帘、通术、抱膝、夹板等附图，简明易懂，便于初学。相传吴谦早年行医时，曾遇一骨折病人久治不愈，深感抱愧。后闻病者另求民间医生治愈，遂多次翻山越岭，登门求教，把整骨复位手法和验方全学到手。此后，他又师事民间伤科医生达十余人。由于他能联各家之长，才能把正骨之术系统归纳使之完善。他认为伤科，重点在于手法。他说：“但伤有重轻，而手法各有所宜，其痊可之迟速，及遗留残疾与否，皆关乎手法之所施得宜，或失其宜，或未尽其法也。”是书尊崇明代王肯堂的学说，系统总结了清代以前的伤科经验，在王氏《疡医准绳——损伤门》的基础上，增加了“手法总论”“手法释义”“器具总论”节，对人体各部位的骨骼结构、内外治法、方药作了详细的记述。书中载骨折复位及固定器材图10幅，图文并茂，既有理论的阐述，又具有可操作性，极富实用价值。用药虽与《疡医准绳》大同小异，但均根据受伤部位不同而有所变化，更具少林寺派广而约之特点。其中《内治杂证法》节，则宗薛己《正体类要》，集薛己派与少林寺派治伤经验于一炉，博采两家之长为该书的一大特点。

（一）对诊断学的创见

从历代文献的记载中不难看出，古代医学对骨骼系统大体上的结构已有概念性的认识。宋代以后，对人体躯干和四肢骨骼关节结构的记载已比较符合实际。吴谦同历代从事骨科的医家一样，十分重视骨骼系统的结构，并将其用于指导诊断和治疗。《要旨》曰："盖一身之骨体，既非一致，而十一经筋之罗列序属，又各不同，故必素知其体相，识其部位，一旦临证，机触于外，巧生于内，手随心转，法从手出。"强调认识骨伤部位的骨骼结构对诊断和手法治疗的作用，即使在现代医学对人体骨骼系统已有科学全面认识的今天，仍然有着重要的指导意义。

（1）关于摸法，即局部检查法。根据患者的骨伤部位，运用骨骼结构的知识，通过触摸以确定筋骨伤折的情况，是18世纪中医骨伤科诊断的主要方法。吴谦在《要旨》中总结了摸法的要领："摸者，用手细细摸其所伤之处，或骨断、骨碎、骨歪、骨整、骨软、骨硬、筋强、筋柔、筋歪、筋正、筋断、筋走、筋粗、筋翻、筋寒、筋热，以及表里虚实，并所患之新旧也。先摸其或为跌仆，或为错闪，或为打撞，然后依法治之。"作者强调，作为医者，通过细细触摸，首先要确定受伤的原因是因跌扑、错闪还是外力打撞所造成，然后判定属于骨伤或筋伤的哪种情况，及其表里虚实，是新伤还是旧伤，以作出符合实际情况的正确判断。认为骨伤"虽在肉里，以手扪之，自悉其情"、"盖正骨者，须心明手巧，既知其病情，复善用夫手法，然后治自多效。"该书总结的骨伤摸法，至今仍为医家临床应用的方法之一。

（2）关于臀努斜行征。臀努斜行征是《要旨》对髋部损伤体征的描述。书云："胯骨，即髋骨也……遇跌打损伤，瘀血凝结，肿硬筋翻，足不能直行。"其意为，凡髋骨损伤后，伤肢因髋部肿痛而跛行。如果足筋受伤，行走时多脚尖着地；若为髋关节后脱位，行走时伤侧臀部即向外突出，身体则呈倾斜姿势。究其原因，是髋关节脱位后，因后肢短缩（倾斜），骨盆向后代偿，以平衡下肢的应力而造成。该书将这种体征形象地概括为“臀努斜行”，是腰部软组织损伤和骨折脱位临床常见的体征之一。

（3）关于分类诊断。《要旨》记载了颈椎、胸椎、腰椎、舐椎、锁骨、胸锁关节、肋骨、肩胛骨、肱骨、肱骨踝、肘关节、股骨、膝关节、髌骨、胫腓骨、足踝骨、掌骨、跟骨、照骨、趾骨等30多个部位骨折或关节脱位，并继承了蔺道人、危亦林分类型诊断的经验，首次将颈椎骨折脱位分为4型（可概括为屈曲型和伸直型），同时，还描述了颈椎骨折脱位合并截瘫、颅脑损伤、肱骨骨折合并缺血性坏死或肌间隔综合征等。这种分类型诊断法对骨折的整复、固定治疗及预后有着重要的指导意义。

（二）对复位方法的创见

明清时期，骨折复位，以闭合手法复位为主。对开放性骨折，仍运用隋唐时产生的扩创复位或切开去除碎骨的切开复位法，在技术上无多大进展。而闭合手法复位法技术发展迅速，并积累了宝贵的经验。

所谓手法，《要旨》解释为：“夫手法者，谓以两手按之所伤之筋骨，使仍复于旧也。”关于手法的要领，书云：“或拽之离而复合，或推之就而复位，或正其斜，或完其畅。”并将手法概括为“摸、接、端、提、推、拿、按、摩”八字。认为伤有轻重，而手法亦应各有所宜，应根据患者伤情，“高下疾徐，轻重开合”，因人因伤而异，做到“机触于外，巧生于内，手随心转，法从手出”，心明手巧，才能收到好的效果。强调医者在施行手法时，不可鲁莽从事，“所伤之处，多有关于性命者，如七窍上通脑髓，膈近心君，四末受伤，痛苦入心者。即或其人元气素壮，败血易于流散，可以克期而愈，手法亦不可乱施；若元气素弱，一旦被伤，势已难支，设手法再误，则万难挽回矣。”必须审慎从事，要做到轻、巧、稳、准，注意软组织的保护。只有“法之所施，使患者不知其苦，方称为手法也。”这些论述，既体现了作者的仁者之心，也是历代正骨手法的科学总结，后世从事正骨者，均将其尊为金科玉律。

（1）摸法。既是临床诊断的主要方法，又贯穿于各种复位手法的全过程。摸清伤情，是基础，是条件，又是正骨八法之一。正骨者，应做到“手摸心会”“手随心转，法从手出”。

（2）接法。《要旨》云：“接者，谓使已断之骨，合拢一处，复归于旧也。”施行时，或用手法，或用器具，或手法、器具分先后而兼用之，以达到将断骨或脱位接回原来的生理解剖部位的目的。它包含了蔺道人的“捻捺”“捺正”，危亦林的“搦归窠”等动作，是正骨中最重要最关键的手法。

（3）端法。《要旨》总结的端法有上端、内托、直端、斜端四法，目的在于纠正骨折的侧方位斜径、断端分离或施转移位。

（4）提法。此法用力较大，正骨者在运用时，多根据局部情况分别轻提和重提。《要旨》云：“倘重者轻提，则病莫能愈；轻者重提，则旧患虽去而又增新患矣。”故提法关键在于提力之轻重，以恰到好处为度。

（5）推拿法。推、拿既是接位之法，又可用于骨折复位之后，治疗肌腱损伤或损伤后的功能障碍。通过推、拿，“以通经络气血”，促进患者恢复。

（6）按摩法。骨折或跌伤后，用按、摩法，可使骨折端准确对合，消散血肿。《要旨》云：“按其经络，以通郁闭之气；摩其壅聚，以散瘀结之肿。”此法多用于治疗软组织损伤或在骨折后施行。

以上八法，是骨伤科整复骨折常用的基本手法，体现了筋骨并重，以恢复功能为上的治疗观点。

（三）对外固定技术的创见

吴谦在理论和实践上都认识到了外固定对骨折治疗的重要性，《要旨》云：“跌仆损伤，虽用手法调治，恐未尽得其宜，以致有治如未治之苦，则未可云医理之周详也。”认为在施以手法的同时，还必须用外固定的办法，以达到辅助和维持骨折复位的目的。单纯依赖手法，不能说是完善和周全的骨伤治疗法。《要旨》总结了前人进行外固定的经验，逐一介绍了裹帘、振梃、披肩、攀索、迭砖、通木、腰椎、竹帘、杉篱、抱膝等10种外固定器具及使用方法，并附图10幅，对骨伤外固定器及其技术的发展做出了重要的贡献。

（1）裹帘。帘，蔺道人称为绢片，是晋代以前用于骨折固定的主要器材。《要旨》云：“因患处不宜他器，只宜布缠，始为得法，故名‘裹帘’。”唐代以后，用绢布为材料的裹帘，多用于悬腕和骨折、脱位的包扎。所谓“始为得法”，是指用裹帘包扎，以起固定作用的同时，还能保持关节的一定活动度。此法之运用，体现了动静结合的治疗观点。

（2）振梃。即用木棒轻轻地拍击伤部血肿的四周，以促进瘀血的吸收和消散。此法源自明代“手指血消”的治伤经验。《要旨》根据针灸学取穴治疗法中“上病下取”的观点，特别介绍了头部损伤，出现瘀聚肿痛，“以振梃轻轻拍击足心，令五脏之气上下宣通，瘀血开散”的治伤经验，充分体现了中医辨证施治的观点。

（3）攀索、迭砖。其法为令患者双手攀挂于高处的绳环，双足各踏砖一块。医者依次抽去砖块，至患者双足着地。这一方法，是危亦林“悬吊法”的发展，主要用于胸、腹、腋、胁部位的损伤和骨折的治疗。《要旨》认为此法能“使气舒瘀散，则陷者能起，曲者可直也。”此法体现生物力学原理。近年来，中西医结合治疗骨折，已根据这一原理，创造了治疗脊椎屈曲型压缩性骨折的新方法。

（4）通木。此法继承了危亦林的腰椎固定法，是用于胸腰椎骨折整复的固定器具。

（5）腰椎。此为我国最早使用的腰围外固定法。用于腰椎关节、软组织损伤者，并可在其内面敷以药物，有保护腰椎稳定的作用。

（6）竹帘、杉篱。均用于肢体骨折固定，竹帘围于裹帘之外，“紧扎之，使骨缝无参差走作之患”。又因“骨节转动之处，与骨节甚长之所，易于摇动，若仅用竹帘，恐挺劲之力不足”，故复加杉篱，使骨缝吻合坚牢，起到加强固定的作用。

（7）抱膝。抱膝圈固定法，最早见于明代朱棉所著的《普济方》，用于固定髌骨骨折。

（8）披肩。用于肩胛部的骨折或肩锁关节脱位的外固定。《要旨》云“凡两肩仆坠闪伤，其骨或断碎，或旁突，或斜努，或骨缝开错筋翻”，用披肩法，可借助其向下的压力，纠正骨折部位的向上移位：通过木板经两胁向上的拉力，又可避免骨折陷下移位，使骨折和脱位部位得以固定。

（四）对伤科用药的创见

凡暴力引起损伤，导致机体气血、脏腑、经络功能紊乱，称为损伤内证，历代医学文献皆有论述。《要旨》采撷了《内经》、隋代巢元方的《诸病源候论》和明代薛己的《正体类要》中有关损伤内证论述之精华，对多种损伤内证的病因病理和临床表现作了深入的阐述，并提出了有独到见解的施治原则。

（1）分别部位施药。《要旨》受少林寺派治伤思想的影响，用药讲求变化。损伤部位不同，用药也有所区别。书中记载的40个骨折和脱位，用药均有所不同。在损伤内证用药上，尊崇王好古，对“登高坠下撞打等伤，心腹胸中停积瘀血不散者，则以上、中、下三焦分别部位，以施药饵。瘀在上部者，宜犀角地黄汤；瘀在中部者，宜桃仁承气汤；瘀在下部者，宜抵当汤之类。”如胸胁损伤，“以清上瘀血汤、消下破血汤，分上膈、下膈以治之。”

（2）“损伤之证，专从血论”。《要旨》：“今之正骨科，即古跌打损伤之证也。专从血论，须先辨或有瘀血停积，或为亡血过多，然后施以内治之法，庶不有误也。夫皮不破而内损者，多有瘀血；破肉伤䐃，每致亡血过多，二者治法不同。有瘀血者，宜攻利之；亡血者，宜补而行之。”损伤后骨断筋伤，脉络受损，血液离经妄行，或运行不畅，或出现血量不足，以致出现血瘀、血虚、血脱、血热等证。治疗时，通过辨证，或活血祛瘀，或补气养血，或益气摄血，或清热凉血。

所以，《要旨》中所列处方多为活血化瘀、止血止痛、补血养血之剂。

（3）“败血必归于肝”。《要旨》云：“凡跌打损伤、坠堕之证，恶血留内，则不分何经，皆以肝为主，盖肝主血也。故败血凝滞，从其所属，必归于肝，其痛多在胁肋小腹者，皆肝经之道路也。若壅肿痛甚或发热自汗，皆宜斟酌虚实，然后用调血行经之药。”书中提出的“败血必归于肝”之说，为损伤内证之治疗指明了方向。肝藏血，主疏泄，伤后肝阴耗损，肝阳失去制约，则易上犯清窍，以致烦躁易怒，头晕不支，甚则动风抽搐。肝火迫血妄行，则吐血衄血。若因恼怒抑郁，肝失条运，血不营筋，则拘急振颤，胁通不适。损伤后期，气血未复，肝气不畅，横逆侮脾，则纳食不香，胸腹胀满。阴血不足，肝阴亏损，则头昏眼花。故《要旨》中对肝经郁火之胸胁作病、瘀血内蕴、作呕及少腹引阴茎作痛等证，用小柴胡汤清肝火，疏肝气。对患处或诸窍出血者，此肝火炽盛、血热错经而妄行也，用加味逍遥散清热养血气损伤早期，在活血化瘀的同时，佐以木香、丁香、香附、乌药等疏肝行气止痛药物，以促气行血行，后期用复元通气散等活血顺气之剂。肝血虚者，则用当归补血汤以补养肝血。

二、《医宗金鉴》论骨伤治法

（一）正骨手法总论

夫手法者，谓以两手按之所伤之筋骨，使仍复于旧也。但伤有重轻，而手法各有所宜。其痊可知迟速，及遗留残疾与否，皆关乎手法之所施得宜，或失其宜，或未尽其法也。盖一身之骨体，既非一致，而十二经筋之罗列序属，又各不同，故必素知其体相，识其部位，一旦临证，机触于外，巧生于内，手随心转，法从手出。或拽之离而复合，或推之就而复位，或正其斜，或完其阙，则骨之截断、碎断、斜断，筋之弛、纵、卷、挛、翻、转、离、合，虽在肉里，以手扪之，自悉其情。法之所施，使患者不知其苦，方称为手法也。况所伤之处，多有关于性命者，如七窍上通脑膈，近心君；四末受伤，痛苦入心者；即或其人元气素壮，败血易于流散，可以克期而愈，手法亦不可乱施；若元气素弱，一旦被伤，势已难支，设手法再误，则万难挽回矣。此所以尤当审慎者也。盖正骨者，须心明手巧，既知其病情，复善用夫手法，然后治自多效。诚以手本血肉之体，其宛转运用之妙，可以一己之卷舒，高下疾徐，轻重开合，能达病者之血气凝滞，皮肉肿痛，筋骨挛折，与情志之苦欲也。较之以器具从事于拘制者，相去甚远矣。是则手法者，诚正骨之首务哉。

（二）正骨手法释义

摸法：摸者，用手细细摸其所伤之处，或骨断、骨碎、骨歪、骨整、骨软、骨硬、骨强、筋柔、筋歪、筋正、筋断、筋走、筋粗、筋翻、筋寒、筋热，以及表里虚实，并所患之新旧也。先摸其或为跌仆，或为错闪，或为打撞，然后依法治之。

接法：接者，谓使已断之骨，合拢一处，复归于旧也。凡骨之跌伤错落，或断而两分，或折而陷下，或碎而散乱，或歧而傍突。相其形势，徐徐接之，使断者复续，陷者复起，碎者复完，突者复平。或用手法，或用器具，或手法、器具分先后而兼用之，是在医者之通达也。

端法：端者，两手或一手擒定应端之处，酌其重轻，或从下往上端，或从外向内托，或直端、斜端也。盖骨离其位，必以手法端之，则不待旷日持久，而骨缝即合，仍须不偏不倚，庶几愈后无长短不齐之患。

提法：提者，谓陷下之骨，提出如旧也。其法非一，有用两手提者，有用绳帛系高处提者，有提后用器具辅之，不致仍陷者，必置所伤之轻重浅深，然后施治。倘重者轻提，则病莫能愈，轻者重提，则旧患虽去，而又增新患矣。

按摩法：按者，谓以手往下抑之也；摩者，谓徐徐揉摩之也。此法盖为皮肤筋肉受伤，但肿硬麻木，而未断折者设也。或因跌仆闪失，以致骨缝开错，气血郁滞，为肿为痛，宜用按摩法，按其经络，以通郁闭之气；摩其壅聚，以散瘀结之肿，其患可愈。

推拿法：推者，谓以手推之，使还旧处也；拿者，或两手、一手捏定患处，酌其宜轻宜重，缓缓焉以复其位也。若肿痛已除，伤痕已愈，其中或有筋急而转摇不甚便利，或有筋纵而运动不甚自如，又或有骨节间微有错落不合缝者。是伤虽平，而气血之流行未畅，不宜接、整、端、提等法，唯宜推拿，以通经络气血也。盖人身之经穴，有大经细络之分，一推一拿，视其虚实酌而用之，则有宣通补泻之法，所以患者无不愈也。

以上诸条，乃八法之大略如此。至于临证之权衡，一时之巧妙，神而明之，存乎其人矣。

（三）正骨器具总论

跌仆损伤，虽用手法调治，恐未尽得其宜，以致有治如未治之苦，则未可云医理之周详也。爰肉身体上下、正侧之象，制器以正之，用辅手法之所不逮，以冀分者复合，欹者复止，高者就其平，陷者升其位，则危证可转于安，重伤可就于轻。再施以药饵之功，更示以调养之善，则正骨之道全矣。

（1）裹帘。裹帘，以白布为之。因患处不宜他器，只宜布缠，始为得法，故名裹帘。其长短阔狭，量病势用之。

（2）振梃。梃，即木棒也。长尺半，圆如钱大，或面杖亦可。盖受伤之处，气血凝结，疼痛肿硬，用此梃微微振击其上下四旁，使气血流通，得以四散，则疼痛渐减，肿硬渐消也。

用法释义：凡头被伤而骨未碎筋未断，虽瘀聚肿痛者，皆为可治。先以手法端提颈、项筋骨，再用布缠头二三层令紧，再以振梃轻轻拍击足心，令五脏之气上下宣通，瘀血开散，则不奔心，亦不呕呃，而心神安矣。若已缠头，拍击足心，克不觉疼，昏不知人，痰响如拽锯，身体僵硬，口溢涎沫，乃气血垂绝也，不治。

（3）披肩。披肩者，用熟牛皮一块，长五寸，宽三寸，两头各开二孔，夹于伤处，以棉绳穿之，紧紧缚定，较之木板稍觉柔活。

用法释义：凡两肩仆坠闪伤，其骨或断碎，或旁突，或斜努，或骨缝开错筋翻。法当令病人仰卧凳上，安合骨缝，揉按筋结，先以棉花贴身垫好，复以披肩夹住肩之前后，缚紧，再用白布在外缠裹毕，更用扶手板，长一尺余，宽三四寸，两头穿绳悬空挂起，令病人俯伏于上，不使其肩骨下垂。过七日后，开视之，如俱痊，可撤板不用；如尚未愈，则仍用之。若不依此治法，后必遗残患芦节。

（4）攀索。攀索者，以绳挂于高处，用两手攀之也。

（5）迭。迭者，以砖六块，分左右各叠置三块，两足踏于其上也。

用法释义：凡胸、腹、腋、胁，跌、打、碰、撞、垫、努，以致胸陷而不直者，先令病人以两手攀绳，足踏砖上，将后腰拿住，各抽去砖一块，令病人直身挺胸；少顷，又各去砖一块，仍令直身挺胸。如此者三，其足着地，使气舒瘀散，则陷者能起，曲者可直也。再将其胸以竹帘转裹，用宽带八条紧紧缚之，勿令窒碍，但宜仰睡，不可俯卧侧眠，腰下以枕垫之，勿令左右移动。

（6）通木：用杉木宽三寸，厚二寸，其长自腰起，至过肩一寸许，外面平整，向脊背之内面刻凹形，务与脊骨膂肉吻合，约以五分（分，去声）度之，第一分自左侧面斜钻二孔，右侧面斜钻二孔：越第二分至第三分、四分、五分，俱自左右侧面各斜钻一孔，用宽带一条，自第一分左孔穿入，上越右肩，下胸前，斜向左腋下绕背后，穿于第一分右次孔内；再用一带自第一分上右孔穿入，上越左肩，下胸前，斜向右腋下，绕背后，穿入第一分左次孔内，两带头俱折转紧扎木上；第三分、四分亦以带穿之，自软肋横绕腹前，复向后穿入原孔内，紧扎木上；第五分以带穿入孔内，平绕腹前，复向后紧扎木上，切勿游移活动，始于患处有益。凡用此木，先以棉素软帛贴身垫之，免致疼痛。

用法释义：凡脊背跌打损伤，膂骨开裂高起者，其人必伛偻难仰。法当令病者俯卧，再着一人以两足踏其两肩，医者相彼开裂高起之处，宜轻宜重，或端或拿，或按或揉，令其缝合，然后用木依前法逼之。

（7）腰柞。腰柞者，以杉木四根，制如扁担形，宽一寸，厚五分，长短以患处为度，俱自侧面钻孔，以绳连贯之。

用法释义： 凡腰间闪挫岔气者，成常法治之。若腰节骨被伤，脊肉破裂，筋斜低偻者，用醋调定痛散，敷于腰柱上，视患处将柱排列于脊骨两旁，务令端正；再用薪艾，做薄褥覆于柱上，以御风寒，用宽长布带，绕向腹前，紧紧扎裹，内服药饵，调治自愈。

（8）竹帘。竹帘者，即夏月凉帘也，量患处之大小长短裁取之。

用法释义： 凡肢体有断处，先用手法安置讫，然后用布缠之，复以竹帘外紧扎之，使骨缝无参差走作之患，乃通用之物也。

（9）杉篱。杉篱者，复逼之器也。量患处之长短阔狭、曲宜凸凹之形，以杉木为之。酌其根数，记清次序，不得紊乱，然后于每根两头各钻一孔，以绳连贯之。有似于篱，故名焉。但排列稀疏，不似竹帘之密耳。

用法释义： 凡用以围裹于竹帘之外，将所穿之绳结住，再于篱上加绳以缠之，取其坚劲挺直，使骨缝无离绽脱走之患也。盖骨节转动之处，与骨节甚长之所，易于摇动，若仅用竹帘，恐挺劲之力不足，故必加此以环抱之，则骨缝吻合坚牢矣。

（10）抱膝。抱膝者，有四足之竹圈也。以竹片作圈，较膝盖稍大些许，再用竹片四根，以麻线紧缚圈上，作四足之形，将白布条通缠竹圈及四足之上。用于膝盖，虽拘制而不致痛苦矣。

用法释义： 膝盖骨覆于楗上下二骨之端，本活动物也。若有所伤，非骨体破碎，即离位而突出于左右。虽用手法推入原位，但步履行止，必牵动于彼，故用抱膝之器以固之，庶几可免复离原位，而遗跛足之患也。其法将抱膝四足，插于膝盖两旁，以竹圈辖住膝盖，令其稳妥，不得移动，再用白布宽带紧紧缚之。

（四）内证杂治法

今之正骨科，即古跌打损伤之证也。专从血论，须先辨或有瘀血停积，或为亡血过多，然后施以内治之法，庶不有误也。夫皮不破而内损者，多有瘀血，破肉伤困，每致亡血过多者治法不同。有瘀血者，宜攻利之；亡血者，宜补而行之。但出血不多，亦无瘀血者，以外治之法治之，更察其所伤上下轻重浅深之异，经络气血多少之殊，必先逐去瘀血，和荣止痛，然后调养气血，自无不效。若夫损伤杂证论中不及备载者，俱分门析类详列于后，学者宜尽心焉。

伤损内证：凡跌打损伤、坠堕之证，恶血留内，则不分何经，皆以肝为主。盖肝主血也，故败血凝滞，从其所属必归于肝，其痛多在胁肋小腹者，皆肝经之道路也。若壅肿痛甚或发热自汗，皆宜斟酌虚实，然后用调血行经之药。王好古云，登高坠下撞打等伤，心腹胸中停积瘀血不散者，则以上、中、下三焦分别部位，以施药饵。瘀在上部者，宜犀角地黄汤；瘀在中部者，宜桃仁承气汤，瘀在下部者，宜抵当汤之类。须无所用汤中加童便、好酒同煎服之。虚人不可下者，宜四物汤加穿山甲。若瘀血已去，则以复元通气散加当归调之。《内经》云，形伤作痛，气伤作肿。又云：先肿而后痛者，形伤气也；先痛而后肿者，气伤形也。凡打仆闪挫，或恼怒气滞血凝作痛，及元气素弱，或因叫号血气损伤，或过服克伐之剂，或外敷寒凉之药，致气血凝结者，俱宜用活血顺气之剂。

伤损出血，伤损之证，或患处或诸窍出血者，此肝火炽盛、血热错经而妄行也，用加味逍遥散清热养血。若中气虚弱，血无所附而妄行，用加味四君子汤、补中益气汤。或元气内脱，不能摄血，用独参汤加炮姜以回阳；如不应，急加附子。如血蕴于内而呕血者，用四物汤加柴胡、黄芩。凡伤损而犯劳碌，或怒气肚腹胀闷，或过服寒毒等药致伤阳络者，则为吐血、衄血、便血、尿血；伤于阴络者，则为血积、血块、肌肉青黑，此皆脏腑亏损，经遂失职，急补脾、肺二脏自愈矣。

瘀血泛注：伤损瘀血泛注之证，乃跌仆血滞所致。盖气流而注，血注而凝，或注于四肢关节，或留于胸腹腰臀，或漫肿，或结块，初起皆属肝、脾郁火。急用葱熨法，内服小柴胡汤以清肝火，次用八珍汤以壮脾胃，或益气养荣汤，久服自然收功。若日久溃破而气血虚者，宜十全大补汤；若溃而寒邪凝滞不敛者，宜豆豉饼祛散之。此证若不补气血，不慎起居，不戒七情，或用寒凉克伐，俱属不治。

瘀血作痛：伤损之证肿痛者，乃瘀血凝结作痛也。若胀而重坠，色或青黑，甚则发热作渴汗出者，乃经络塞滞，阴血受伤也。宜先刺去恶血以通壅塞，后用四物汤以调之。

血虚作痛；伤损之证血虚作痛者，其证则发热作渴，烦闷头晕，日晡益甚，此阴虚内热之证。宜八珍汤加丹皮、麦冬、五味子、肉桂、骨碎补治之。

呕吐黑血：伤损呕吐黑血者，始因打仆伤损，败血流入胃脘，色黑如豆汁，从呕吐而出也。形气实者，用百合散；形气虚者，加味芩劳汤。

发热：伤损之证，发热者，若因出血过多，脉洪大而虚，重按之全无者，此血虚发热也，用当归补血汤；脉若沉微，按之软弱者，此阴盛发热也，宜用四君子汤加炮姜、附子；若发热烦躁，肉瞤筋惕者，此亡血也，宜用圣愈汤；如发热汗出不止者，此血脱也，宜用独参汤。血脱之证，其脉实者难治，细小者易治。

肌肉作痛：伤损之证，肌肉作痛者，乃荣卫气滞所致，宜用复元通气散，筋骨间作痛者，肝肾之气伤也，用六味地黄丸。

骨伤作痛：伤损之证，骨伤作痛者，乃伤之轻者也。若伤重，则或折，或碎，须用手法调治之，其法已详列前篇。此乃磕碰微伤，骨间作痛，肉色不变，宜外用葱熨法，内服没药丸，日间服地黄丸自愈矣。

胸腹痛闷：伤损之证，胸腹痛闷者，多因跳跃撞胸、闪挫举重、劳役恚怒所致。其胸腹喜手摸者，肝火伤脾也，用四君子汤加柴胡、山栀；如畏手摸者，肝经血滞也，用四物汤加柴胡、山栀、桃仁、红花；若胸胁闷痛，发热晡热，肝经血伤也，用加味逍遥散；若胸胁闷痛，饮食少思，肝脾气伤也，用四君子汤加芎、归、柴、栀、丹皮；若胸腹胀满，饮食少思，肝脾气滞也，用六君子汤加柴胡、芎、归；若胸腹不利，食少无寐，脾气郁结也，用加味归脾汤；若痰气不利，脾肺气滞也，用二陈汤加白术、芎、归、山栀、天麻、钩藤钩。如因过用风热之药，致肝血受伤、肝火益甚，或饮糖酒，则肾水益虚，脾火益炽，若用大黄、芍药，内伤阴络，反致下血。少壮者，必成痼疾；老弱者，多致不起。

胁肋胀痛：伤损胁肋胀痛之证，如大便通和，喘咳吐痰者，肝火侮肺也，用小柴胡汤加青皮、山栀清之；若胸腹胀痛，大便不通，喘咳吐血者，乃瘀血停滞也，用当归导滞散通之。《内经》云：肝藏血，脾统血。盖肝属木，木胜侮上，其脾气必虚。宜先清肝养血，则瘀血不致凝滞；次壮脾胃，则气血充盛。若行克伐，则虚者益虚、滞者益滞，祸不旋踵矣。

腹痛：伤损腹痛之证，如大便不通，按之痛甚者，瘀血在内也，用加味承气汤下之；既下而痛不止，按之仍痛，瘀血未尽也，用加味四物汤补而行之；若腹痛按之反不痛者，血气伤也，用四物汤加参、芪、白术，补而和之；若下而胸胁反痛，肝血伤也，用四君子汤加芎、归补之；既下而发热，阴血伤也，用四物汤加参、术补之；既下而恶寒，阳气伤也，用十全大补汤补之；既下而恶寒发热者，气血伤也，用八珍汤补之；下而欲呕者，胃气伤也，用六君子汤加当归补之；下而泄泻者，脾肾伤也，用六君子汤加肉果、补骨脂补之；若下后手足俱冷，昏聩出汗，阳气虚寒也，急用参附汤；若吐泻而手足俱冷，指甲青者，脾肾虚寒之甚也，急用大剂参附汤；口噤、手撒、遗尿、痰盛、唇青、体冷者，虚极之坏证也，急用大剂参附汤，多有得生者。

少腹引阴茎作痛：伤损而少腹引阴茎作痛者，乃瘀血不行，兼肝经郁火所致。宜用小柴胡汤加大黄、黄连、山栀服之。待痛势已定，再用养血之剂，自无不愈矣。此病若误认为寒证而投以热药，重则必危，轻则损目，治者宜慎之。

腰痛；伤损腰痛、脊痛之证，或因坠堕，或因打扑，瘀血留于太阳经中所致，宜地龙散治之。

眩晕：伤损之证，头目眩晕，有因服克伐之剂太过，中气受伤，以致眩晕者；有因亡血过多，以致眩晕者。如兼腹胀呕吐，宜用六君子汤，兼发热作渴不思饮食者，宜十全大补汤。

烦躁：伤损之证，烦躁而面赤，口干作渴，脉洪大按之如无者，宜用当归补血汤；如烦躁自汗头晕，宜用独参汤；如烦躁不寐，宜用加味归脾汤；如烦躁胁痛，宜用柴胡四物汤；如亡血过多烦躁者，宜用圣愈汤。

喘咳：伤损之证而喘咳者，若因出血过多，面黑胸胀，胸膈痛而发喘者，乃气虚血乘于肺也，念用二味参苏饮，缓则难救。若咳血衄血而喘者，乃气逆血蕴于肺也，只宜活血行气，不可用下法，宜十味参苏饮治之。

昏聩：伤损昏聩乃伤之至重，以致昏聩不知人事，宜急灌以独参汤。虽内有瘀血，断不可下，急用花蕊石散内化之；盖恐下之，因泻而亡阴也。若元气虚甚者，尤不可下，亦用前散以化之。凡瘀血在内，大便不通，用大黄、朴硝；血凝而不下者，须用木香、肉桂二三钱，以热酒调灌服之，血下乃生。怯弱之人，用硝、黄而必加木香、肉桂同煎煮，乃假其热以行其寒也。

作呕：伤损作呕，若因痛甚，或因克伐而伤胃者，宜四君子汤加当归、半夏、生姜；因愤怒而伤肝者，用小柴胡汤加山梴、茯苓；因痰火盛者，用一陈汤加姜炒黄连、山梔；因胃气虚者，用补中益气汤加生姜、半夏；因出血过多者，用六君子汤加当归。

作渴：伤损作渴，若因亡血过多者，用四物汤加人参、白术，如不应，用人参、黄芪以补气，当归、熟地以补血，或用八珍汤。若因胃热伤津液者，用竹叶黄芪汤；如胃虚津液不足，用补中益气汤；如胃火炽盛，用竹叶石膏汤；若烦热作渴，小便淋涩，乃肾经虚热，非地黄丸不能救。

秘结：伤损之证，大便秘结，若因大肠血虚火炽者，用四物汤送润肠丸，或以猪胆汁导之。若肾虚火燥者，用六味地黄丸；若肠胃气虚，用补中益气汤；若大便秘结，里实气壮，腹痛坚硬者，用玉烛散。

夹表：伤如之证外夹表邪者，其脉必浮紧，证则发热体痛。形气实者，宜疏风败毒散；形气虚者，宜加味交加散，或羌活乳香汤以散之。

《医宗金鉴》在编写方法方面有一个显著的特点，就是图、说、方、论齐备，并附若干歌诀，便于读者背诵，有执教者易教，从学者易学的特点。此书刊行后颇受当时医家和学者的欢迎，自公元1749年起，即定为全国学习医学必读之教科书。两百多年来，影响极为深远。名医徐灵胎说：此书“条理清楚，议论平和”“熟读此书，足以名世”。《郑堂读书记》赞誉此书“酌古以准今，芟繁而摘要，古今医学之书，此其集大成矣。”

崇尚少林伤科的新安医家江考卿

一、讲究辨穴施治

江考卿，乳名祥，字国兴，号瑞屏，婺源县北乡清华街人。约生于乾隆三十五年（1770），卒于道光二十五年（1845），享年七十有五。

江考卿精于医，尤以治跌打损伤著名。在学术上崇尚少林伤科学派，家中藏有《少林寺伤科秘方》一书，不时精研，深得其奥。他总结自己一生治伤的经验，于道光二十年撰成《江氏伤科方书》（以下简称《方书》）付梓行世。为了广传少林伤科，还将《少林寺伤科秘方》同时刊行，公之于世。

武术点穴为少林武术的重要组成部分，故少林点穴疗法成为少林伤科的一大特色。江考卿继承了少林伤科的这一传统，治伤十分重视穴道，讲究辨穴施治。在《方书》中，他将异远真人《跌损妙方》中的57个伤科穴道增至108个，其中分致命大穴36个，不致命小穴72个。36个致命大穴，是江考卿首次提出。后赵廷海在《救伤秘旨》一书中，将36个大穴绘成图，并附有图说和救治方药，使致命大穴论更趋完善。江氏治伤以经络气血传输为理论基础，以经络、穴道、脏腑、部位为辨伤依据，先辨穴位伤和脏腑伤，按穴治伤。在施治上，以少林寺秘传内外损伤主方为主，以十三味为主进行加减。在临床使用上，按“恶血必归于肝”的理论，用药力求精练，以理气疏肝散瘀为主。他在《方书》中指出：“然用药虽无大异，不过加减汤及七厘散、夺命、紫金等药，唯加减方中所加二味零药，不可错误，切宜紧记。”书中介绍的通治方11个，秘传方56个，大多切合实用，辨证施之，每有良效，甚或有出奇制胜之功。如川芎散、杜仲散、海桐散至今仍为临床所常用。

少林伤科非常重视诊断，江考卿在以经络、穴道、脏腑、部位辨伤的同时。还发明了以触诊法检查骨捺音以诊断骨折的方法。《方书》载：“凡打伤跌肿，肉中之骨不知碎而不碎，医人以手轻轻摸肿处，若有声音，其骨已碎。”以是否有骨擦音诊断骨折，是骨伤诊断发展史上的一大创举，现已成为现代骨折诊断的三大专用体征（畸形、异常活动和骨擦音）之一，为骨伤科学的发展做出了突出的贡献。在开放性创伤的处理上，江氏继承了隋唐时产生的清创缝合技术。《方书》载：“凡人骨跌出，内外折肉中，用二十号宝麻药一服，再将肉破开，取骨整。”“若骨碎甚，则以别骨填接。”可见，江氏当时已能对开放性骨折施行麻醉后切开复位术，并能用骨移植术治疗粉碎性骨折，这在当时是独具匠心，颇有巧思创见的。对危重创伤者，《方书》中记载的以“开关吹鼻散”（细辛、牙皂、山柰、良姜、麝香）、“撬开吹喉散”（牙皂、细辛、巴豆霜）治疗牙关紧闭，以急救还转方（乳香、没药、无名异、枳壳、麝香、木鳖、土鳖、土狗、自然铜、血竭、闹羊花）救治受伤昏厥者，在当时亦为积极的抢救方法。

《方书》对骨伤复位手法所录不多。新编《婺源县志》记载了一个江考卿治伤的小故事："一人从树上坠下，颈项受伤，头垂不能抬起。考卿命其坐缸中，用布条系额上，突然一脚将缸踢破，病者大惊，受震摇头猛伸，瞬时复位。"江考卿行医数十年，这只是其千万个病例中的一个，但它说明了江氏治伤不墨守成规，不拘泥古法，其复位的手法已达到了"法之所施，使人不知其所苦"的出神入化的境界。

二、《江氏伤科方书》治法

（一）断死症秘诀

金伤身损眼皮青，定主身亡难救命。

若是气喘与咆噎，且在一七内中亡；

人中昼漏唇又青，三日须知命亡倾；

神仙留下真秘诀，不说凡人不知音。

（二）秘受不治法

凡矢柱骨折，不治。

凡两目损伤，不治。

凡口开气出不收，不治。

凡口如鱼口，不治。

凡伤食喉，不治。

凡打破头鼻流黄白水，不治。

凡脊骨折断，不治。

凡心包紧痛，红色高肿，不治。

凡心口青色，不治。

凡小腹阴阳不分，不治。

凡小腹伤吐粪，不治。

凡跌打大小腹痛，不治。

凡肾子伤入小腹，不治。

凡孕妇伤犯胎，不治。

凡女人伤乳，不治。

凡男人两乳堂伤，不治。

凡腰伤自笑，不治。

两臂坠下，尽力叫嚎，汗出如油者，不治。

凡人手骨出一胫可治，两胫齐出不可治。

（三）受伤治法

凡脑受伤，使人轻轻扶正，皮未破用二十号黑龙散，已破用十四号桃花散填破口，避风，禁口，自愈。

凡顶门受伤，用二十四号止血散，搽服俱用此药。

凡气喉受伤，令人扶头托凑喉管，不使出气，用银针连好，外用十八号贴膏，内服上部药方。

凡眉骨出，用椅圈将软布垫好，令伤人坐圈中，使一人捉定，以绢缚之，外用十八号贴膏，内服上部药方。

凡肩臂脱出，令人抵住，以抱着手臂，轻轻送入故位，内服六号接骨丹，外贴十八号膏。

凡伤破腹，大肠跌出，被风吹，其肠干，不能收口，用麻油擦上，使肠润泽，用一人托肠，一人默含冷水，喷泼伤人身上，其人必然一惊，托肠人即随惊送入。再用银针连好，先敷二十四号止血散，后用十八号膏贴。肠破目难看见，用好酒一杯，令伤人饮下，即使人嗅伤，如若有酒气，其肠已破，难以救治。

凡人骨跌出内外折肉中，用二十号宝麻药一服，再将肉破开，取骨整换，用二十四号止血散，十八号贴膏，外以笋箬包好，内服六号接骨丹。

凡打伤跌肿，肉中之骨不知碎而不碎，医人以手轻轻摸肿处，若有声音，其骨已碎。先用二十号宝麻药一服，然后割开，如血来不止，用二十四号止血丹，又用二十号宝麻药一服，再取骨出。若骨碎甚，即以别骨填接，外贴十八号膏药，内服六号接骨丹。

凡平直处，跌打骨折，皮不破，先用二十号黑龙散敷好，再用板夹缚平正；如曲折之处，只宜敷药，不宜夹缚，免愈后不能伸屈。

凡服跌打药，要忌冷水、冷物，其药必要热服。

凡跌打伤重，必先用二十七号药水洗过，然后敷药，轻伤不必如此。

凡跌打来血不止，用二十五号桃花散或二十四号止血丹，再不止，用三七羊血，外用桃花散圈上。

凡骨未碎，轻者，外用十八号贴膏，内取上、中、下三部之药，照伤何部，即用何药方。

凡山谷乡村无药铺之处，若遇跌打，暂用糯米、水酒、姜葱同捣，包熨，不使血凝，内服老酒，再可治也。

凡跌打药宜瓷瓶收贮，不使出气。

凡人周身一百零八穴，小穴七十二处，大穴三十六处，打中小穴，重亦无妨，打中大穴，虽轻亦死。今将三十六个大穴，道明受伤治法。

头顶心名为元宫穴，打中者，二日死。轻者耳登头弦，六十四日死。先用加减汤，加羌活一钱，苍耳子一钱五分，次用夺命丹二三服，再加药酒常服。

前胸名为华盖穴，打中者，人事不省，血迷心窍，三日死。先用加减汤加枳实一钱，良姜一钱，次用七厘散二分，后用夺命丹二三服。

后背心名肺底穴，打中者，两鼻出血，九日而死。先用加减汤，加百郡八分，桑皮一钱，次用七厘散二分，后用夺命丹二三服，再用紫金丹。

左乳上一寸三分，名为上气穴，打中者，发寒热，三十二日而死。先用加减汤，加沉香五分，肉桂一钱五分，次用七厘散二分，后用夺命丹二三服。

左乳下一分，名中气穴，打中者十二日死。先用加减汤，加青皮一钱，乳香一钱，次用七厘散二分，后用夺命丹二三服。

左乳下一寸四分，名下气穴，打中者，七日而死。先用加减汤，加枳实一钱五分，石菖蒲一钱，次用七厘散二分，后用夺命丹二三服。

右乳上一寸三分，名上血海，打中者口中吐血，十六日死。先用加减汤，加郁金一钱二分，沉香一钱，次用七厘散二分，再用夺命丹二三服。

右乳下一寸，名正血穴，打中者，口吐血，十八日死。先用加减汤，加郁金一钱五分，寄奴一钱五分，次用七厘散一分，再用夺命丹二服。

右乳下一寸四分，名下血海，打中者，三十六日吐血而死。先用加减汤，加五灵脂一钱一分，蒲黄一钱（炒黑），次用七厘散二分，再用夺命丹二三服。

心中，名黑虎偷心穴，打中者，立刻眼目昏花，人事不省，拳回气绝，速宜治之。先用加减汤，加官桂一钱、丁香六分，次用七厘散二分，再用夺命丹二三分，再用紫金丹三四服。

心下一分，名霍肺穴，又下半分，名肺底穴，打中者劈面一把，即醒，然后用药。先用加减汤，加桂枝一钱二分，贝母一钱，次用七厘散二分，再用夺命丹二服，又服加减汤，后用紫金丹。

心下一寸三分，偏左一分，名翻肚穴，打中者，比日而死。先用加减汤，加红花一钱五分，木香一钱，次用七厘散二分，仍用加减汤二三服，再用夺命汤一三服，又用紫金汤三四服，或吊药一敷。

脐下一寸五分，名气海穴，打中者，二十八日而死。先用加减汤，加杏仁一钱，延胡索一钱，次用七厘散二分，再用夺命丹二三服。

脐下三寸，名丹田穴，打中者，十九日而死。先用加减汤，加木通一钱五分，三棱一钱五分，次用七厘散三分。

脐下四寸五分，名分水穴，打中者，一便不通，十三日而死。先用加减汤，加三棱一钱五分，莪术一钱，生军二钱，次用七厘散二分，再用紫金丹一三服。

脐下六寸，名关元穴，打中者，五日而死。先用加减汤，加车前子一钱，青皮一钱，次用七犀散二三分，再用夺命丹二三服。

左边胁脐毛中，名气海穴，打中者，六个月而死。先用加减汤，加五加皮一钱，羌活一钱，次用七厘散二三分，再用夺命丹三四服。

右边胁脐毛中，名血海穴，打中者，五个月死。先用加减汤，加柴胡一钱二分，当归一钱，次用七厘散二分，再用夺命丹二三服，或用药酒常服。

左边胁梢软骨，名章门穴，打中者，一百五十四日死。先用加减汤，加归尾一钱，苏木一钱，次用紫金丹三四服。

右边胁梢软骨，名地门穴，打中者，六十日而死。先用加减汤，加丹皮一钱，红花一钱五分，次用夺命丹一三服，仍服加减汤。下一分，名血本穴，打中者，四十日而死。先用加减汤，加蒲黄一钱，韭菜子一钱，次用夺命丹二三服，再服药酒。

两耳下半分空处，名听耳穴，打中者，二十四日死。先用加减汤，加川芎一钱，细辛五分，次用夺命丹二三服，再服药酒。

背心第七节两边下分，名石骨穴，打中者，吐痰吐血，十个月而死。先用加减汤，加杜仲一钱，骨碎补一钱，次用夺命丹三四服。下一寸一分，名后气穴，打中者，一季而死。先用加减汤，加补骨脂一钱，乌药一钱，次用紫金丹三服，再用药酒。

两腰眼中左边，名肾经穴，打中者，三日大哭而死。先用加减汤，加桃仁一钱五分，红花一钱，次用夺命丹二三服；右边名命门穴，打中者，日时而死。先用加减汤，加桃仁一钱五分，前胡一钱，次用夺命丹二三服。

尾梢尽下一寸，名海底穴，打中者，七日而死。先用加减汤，加生军一钱，朴硝一钱，次用夺命丹二三服，再用紫金丹三四服。

两腿中，同名鹤口穴，打中者，一季而死。先用加减汤，加牛膝一钱，苡仁一钱，次用紫金丹二三服。

左右绑板中，同名涌泉穴，打中者十四个月死。先用加减汤，加牛膝一钱，宣木瓜一钱，次用夺命丹二三服。

以上三十六穴，指明受伤之法，然而药虽无大异，不过加减汤及七厘散、夺命、紫金等药，唯加减方中，所加二味零药，不可错误，切宜紧记。

大凡人于既跌之后，或相打受伤之后，感冒经风，发寒发热，头身皆痛。先用解肌汤或小柴胡汤治之，然后再服跌打之药。

（四）通用方

解肌汤：广皮一钱，防风一钱，葛根一钱，木通一钱，羌活一钱二分，荆芥一钱五分，前胡一钱，桔梗一钱，苏叶一钱五分，加葱白三根，姜三片，水煎服。

小柴胡汤：柴胡一钱，桔梗八分，连翘一钱二分，花粉一钱五分，葛根一钱，黄芩一钱，广皮一钱，木通一钱五分，加灯芯十根，砂仁末五分，水煎服。

十三味加减汤：五加皮一钱五分，枳壳一钱，刘寄奴一钱，肉桂一钱，杜仲一钱，五灵脂一钱，蒲黄一钱，归尾一钱五分，广皮一钱二分，红花八分，延胡索一钱，香附一钱五分，青皮一钱，加砂仁五分，用陈酒煎服。

金疮药方：生南星五钱，生半夏五钱，共研细末，搽之。

吊药方：专治接骨人骱，打伤骨头，止痛去伤。赤芍二钱，麝香五分，乳香二钱，没药二钱，各研细末，临用糯米饭烧酒调涂。

七厘散：专治跌打，血迷心窍，人事不省，服之可行，用冷粥即止。硼砂八钱，朱砂四钱，血竭八钱，土狗六钱，归尾五钱，红花五钱，苏木四钱。加皮四钱，枳实五钱，木香五钱，大黄六钱，巴霜三钱，蒲黄三钱，青皮三钱，广皮四钱，乌药三钱，灵脂五钱，三棱五钱，莪术五钱，元寸一钱，肉桂三钱，猴骨三钱，地鳖八钱，以上共研细末。重者二分半，轻者一分，再轻七厘，陈酒下。

飞龙夺命丹：专治跌打接骨，皆可服之。当归五钱，赤芍二钱，三棱四钱，寸香二钱，土狗三钱，地鳖八钱，莪术四钱，青皮三钱，蒲黄二钱，骨碎补三钱，五加皮八钱，广皮二钱，硼砂八钱，自然铜八钱，木香六钱，乌药三钱，朱砂二钱，延胡索四钱，桂心三钱，香附四钱，刘寄奴三钱，桂枝三钱，血竭八钱，羌活三钱，前胡三钱，贝母二钱，葛根三钱，秦艽三钱，桃仁五钱，苏木四钱，杜仲二钱，猴骨二钱，韭菜子二钱，古钱四个，醋酒浸，共研细末。重服三分，轻分半，再轻一分，酒下。

地鳖紫金丹：专治远近跌打内伤，面黄肌瘦，四肢无力，并腰痛，皆服之。青皮三钱，黄芩三钱，赤芍三钱，乌药三钱，红花三钱，赤苓三钱，血竭三钱，朱砂二钱，自然铜八钱，土狗五钱，地鳖三钱，猴骨三钱，虎骨八钱，牛膝三钱，灵仙三钱，灵脂五钱，木香二钱，寸香三钱，香附四钱，肉桂三钱，枳实二钱，丹皮四钱，桃仁五钱，贝母三钱，刘寄奴三钱，广皮三钱，苏木三钱，远志二钱，归尾五钱，桂枝三钱，木通三钱，三棱四钱，莪术四钱，秦艽三钱，五加皮五钱，续断三钱，杜仲三钱，骨脂四钱，骨碎补三钱，羌活三钱，葛根三钱，蒲黄四钱，泽泻三钱，松节五钱，枸杞三钱，韭菜子三钱，硼砂八钱，共研细末。重服三分，轻二分，再轻一分，酒下。

万应回生膏：专治远近跌打、接骨，风气，周身大穴受伤，贴即效。生地五钱，熟地五钱，当归二钱，川乌二钱五分，草乌五钱，红花五钱，灵仙二钱五分，刘寄奴二钱五分，杜仲一钱五分，木瓜一钱五分，牛膝二钱五分，延胡索三钱，桂枝二钱五分，防风二钱五分，骨脂二钱五分，荆芥二钱五分，独活二钱，赤芍一钱五分，骨碎补五钱，香附三钱，桃仁三十粒，升麻三钱，丹皮二钱五分，苏木二钱五分，青皮二钱五分，乌药二钱五分，韭菜子二钱五分，松节二钱五分，秦艽二钱五分，续断二钱五分，麻黄二钱，蒲黄二钱五分，虎骨五钱，猴骨三钱，玄参二钱，共研细末。将麻油一斤，血余四两，煎好共熬成膏。临用加膏上末药：寸香七分，丁香一钱，血竭一钱，木香一钱，桂心一钱，乳香一钱，没药一钱，香附一钱，东母一钱，苏合油一钱。

劳伤药酒方：（女人加益母草、油发灰、阿胶各四钱）红花二钱，黄芩五钱，乌药五钱，白茯苓五钱，生地五钱，当归六钱，五加皮五钱，补骨脂三钱，杜仲五钱，牛膝五钱，枳壳三钱，桃仁四钱，远志五钱，续断三钱，麦冬五钱，秦艽五钱，丹皮五钱，松节五钱，桂枝三钱，香附三钱，泽泻五钱，延胡索五钱，虎骨八钱，枸杞子六钱，胡桃肉四两，大枣头三两，以上等药共置入好酒中随饮。

劳伤丸药方：生地、熟地、加皮、当归、丹皮、黄芩、杜仲、黄芪、麦冬、天冬、远志、川牛膝、补骨脂、柏子仁、白茯苓各等分，以上共研细末，白蜜和丸，白汤送下。

（五）秘传方

（体仁子曰：跌打损伤之症，皆从血论。损有重轻不同，伤有深浅之各异，岂能一概而治乎？盖皮未破，多用串皮破血之剂；皮既已破，多用通利兼补之方，此乃跌打中之大要也，学者用心详焉。今开列于后。）

君臣散（第一）：肉桂（童便浸）一两，红花（酒浸）五钱，归尾五钱，生地五钱，甘草梢五钱，赤芍五钱，乌药五钱，牛膝五钱，延胡索五钱，杜仲五钱，桃仁（去油）五钱，骨碎补（去毛）五钱，续断二钱，花粉二钱，川芎三钱，羌活二钱，牡丹皮一钱，加皮二钱，防风二钱，共研细末，临用加姜末少许。

紫金散（第二），紫金皮，酒浸一宿，瓦焙干，为末用。

黑神散（第三）；黄金子，麻油拌，炒黑，为末。

桃花散（第四）：乳香（炙）、没药（炙）、血竭（炙）各等分，共研为末。

玉龙散（第五）：人中门，醋炙七次，研末。

乳香散（第六）：乳香（炙）、没药（炙）、碎补（去毛）、当归（酒浸）、硼砂（煅）、血竭、土鳖（去头足，醋炙），各等分，酒醋瓦焙，为末。

一粒金丹（第七）：半夏两钱（醋炙），地鳖（炙）、栝蒌仁（去油）三钱，共研细末，以饭丸粟米大。上部一钱，下部一钱五分，酒下。

八仙丹（第八）；乳香二钱，没药一钱，巴霜二钱，骨碎补一钱，半夏一钱，归尾（酒洗）五钱，硼砂三钱，大黄五钱，血竭三钱，自然铜（醋炒）三钱，无名异（醋炙）二钱，以上共研细末，每服八厘，酒下。

川芎散（第九）：上头部伤痛用。川芍一钱，白芷一钱，防风一钱，生地一钱，当归一钱二分，赤芍一钱，花粉一钱二分，陈皮一钱，桔梗一钱，黄金子一钱二分，加姜三片，水酒煎服。

桂枝汤（第十）：上部手臂伤痛用。桂枝、枳壳、陈皮、红花、香附、生地、防风、当归、赤芍、独活、延胡索，各等分，加童便煎服。

蔓荆散（第十一）：上部眼目伤用。白芍一钱，生地一钱一分，红花一钱二分，白术一钱二分，川芎一钱二分，当归一钱--分，蔓荆子一钱，水酒煎服。

杜仲散（第十二）：中部腰痛伤用。肉桂一钱，乌药一钱，杜仲一钱二分，赤芍一钱，当归一钱，丹皮一钱，桃仁一钱，延胡索一钱，童便煎服。

杏仁汤（第十三）：中部肚痛伤用，甘草三钱，归尾一钱，生军三钱，杏仁（去皮）三钱，桃仁（去皮）三钱，童便煎服。

桔梗汤（第十四）：下部二便闭用。红花、苏木、芒硝各五钱，煨大军七钱，桔梗二钱，桃仁二十粒，猪苓、泽泻各三钱，加姜三片，童便一盏，酒半斤煎服。

车前散（第十五）：下部二便闭用。当归、枳壳、赤芍、车前子、木通、桔梗、大黄、芒硝，以上各等分，童便、水酒煎服。

海桐散（第十六）；手足伤亦可用。独活、牛膝、秦艽、桂心、生地、陈皮、赤芍、续断、当归、防风、丹皮、姜黄、海桐皮，以上各等分，童便、水酒煎服。

麝香膏（第十七）：红花五钱，归尾一两，苏木三钱，加皮五钱，肉桂五钱，地黄五钱，白芷五钱，紫荆皮五钱，防风五钱，荆芥五钱，牛膝五钱，续断五钱，灵仙三钱，独活五钱，麻黄五钱，黄柏五钱，丹皮五钱，桃仁五钱，苦参五钱，血余五钱，大黄一两。以上以麻油斤半，将上等药浸下，夏二日、冬四日为度，用铜锅熬至枯色，入姜少许再熬，去渣又入片、黄、霜三味，又熬数沸，取起，收拾，临用时加麝香、乳香、没药三味药末于膏上。

象皮膏（第十八）：凡跌打骨折皮破皆用。大黄一两，川归一两，肉桂三钱，生地一两，红花三钱，川连三钱，甘草五钱，荆芥三钱，白芨五钱，白蔹五钱。以上白芨、肉桂、白蔹、大黄共研为细末，余药油浸，照前法熬成膏，收用时加膏上末药：地鳖、血竭、龙骨、象皮、乌贼骨、珍珠、乳香、没药八味，再贴。

酒药方（第十九）：凡打伤跌损皆用。当归、生地、乌药、三七、肉桂、乳香、没药、牛膝、丹皮、红花、延胡索、防风、独活、杜仲、五加皮、落得草、川芎、虎骨、干姜、紫荆皮、海桐皮，各五钱，水酒浸煮，早晚服。

八厘宝麻药（第二十）：川乌、草乌、蟾酥、半夏、南星、黄麻花、闹羊花，各等分，研末，芝叶汁拌末，晒干，再研末，收好，每日八厘，酒下。

羊花散（第二十一）：闹羊花二钱，南星一钱，草乌一钱，半夏二钱，共研末。用麻黄根、蓖麻根二味绞汁，拌上末药，再研末，开割肉者，搽。

续筋骨（第二十二）：地鳖、血竭、龙骨各等分，研细末，唾调涂。

又方（第二十三）：旋覆花，取汁调涂。

止血散（第二十四）：血见愁、马兰头、川三七、旱莲草，共研细末，取好便用。

桃花散（第二十五）：陈平锻石一斤，用牛胆浸七次，取出，同大黄炒如桃花色，去大黄用。

黑龙散（第二十六）；穿山甲、丁皮各六两，川芎二两，枇杷叶（去毛）五钱，百草霜五钱，当归二钱，共研细末用。

洗伤药方（第二十七）：艾、葱、桂枝、荆芥、归尾、槐花、苍术、防风、延胡索，以上各五钱，水酒、童便煎服。

阴红汤（第二十八）：妇人损伤，用阿胶、没药、油发（烧），水酒煎服。

血竭汤（第二十九）：跌打血从口出，用发灰、茅根、血竭、韭菜根，水酒、童便煎服。

跌打既好筋不伸方（第三十）：黄荆子一两，续断八钱，海桐皮八钱，虎骨八钱，鸡骨八钱，犬骨八钱，秦艽七钱，独活七钱，共研细末。每服一钱五分，合宽筋汤服。

宽筋汤（第三十一）：肉桂、牛膝、姜黄、黄芪、川芎、地黄、独活、续断、白茯苓、海桐皮，各等分。用水酒煎，空心服。

人参散（第三十二）：凡接骨之后无力不能行，用人参、白术、肉桂、续断、黄芷、当归、乌药，各等分，用水煎服。

桂枝汤（第三十三）：凡治一切跌打，通用陈皮、芍药、枳壳、丹皮、香附、生地、桂枝、归尾、桃仁、乳香、没药、川芎、牛膝、莆香叶，水煎服。

姜黄汤（第三十四）：凡一切跌打，通用桃仁、兰叶、丹皮、姜黄、苏木、当归、陈皮、牛膝、川芎、生地、肉桂、乳香、没药，水酒、童便煎服。

消风散（第三十五）：凡跌打损伤，牙关紧闭，用赤芍一钱二分，川芎一钱二分，当归五分，升麻一钱，羌活一钱，陈皮一钱二分，半夏一钱二分，防风七分，南星五分，甘草三分，老姜三片，煎服。

麻黄湧（第三十六）：凡破伤风发寒，用肉桂三分，干姜五分，半夏一钱二分，厚朴七分，桔梗七分，枳壳七分，麻黄（去节）二钱，苏木五分，川芎七分，陈皮（姜汁制）一钱，煎浓，热服。

升麻汤（第三十七）：凡损伤头，用白术、附子、升麻、红花、川芎、干姜、肉桂、甘草各等分，加老姜三片，葱头三节，水煎服。

杏仁汤（第三十八）：肉桂、麻黄、桑皮、杏仁、桔梗、细茶、甘草各等分，加灯芯煎服。

治破伤风（第三十九），签草一两，水酒煎服。

金疮方（第四十）：上三七三钱，水粉（炒黄）五分，片香（制）三两，共研细末用。

又方（第四十一）：旧毡帽边三两，烧灰存性，用香油调涂。

刑杖方（第四十二）：歌云：既救诸伤又救刑，乳香没药合无名，地鳖再加真猴骨，然铜宜以醋来烹，六味一同研细末，炼蜜合成打弹丸，临用须饮三杯酒，哪怕黄昏打到明。乳香、没药、地鳖、无名异、猴骨、自然铜。

又方（第四十三）：治刑杖，白芷三钱，赤芍三钱，乳香（炙）一两，没药（炙）一两，黄金子一两，陈年尿坑瓦，童便，酒（爐）一两，共研细末。未杖之前，酒调服之，若既杖伤甚，只宜用下药。

红花散（第四十四）：治刑杖。酒醉地鳖，醋煅古钱，炙乳香，炙没药，苏木节，巴霜，各等分，研末。一服一厘，水酒调服。

刑伤夹拶方（第四十五）：大黄四两，半夏二两，白芷二两，官桂四两，甘草二两，共研细末。酒调敷伤处，内服上桃花散。

治足骨夹碎（第四十六）：地鳖两个，生蟹一个，共捣，敷伤处，内服六号乳香散。

治打足拐（第四十七）：牛膝二钱，地鳖二钱，共捣，敷患处。

被人咬伤方（第四十八）：栗子一撮，口中嚼碎，敷患处。

抓破脸皮方（第四十九）用姜汁调轻粉一钱，敷患处。

打伤接气方（第五十）：参须一钱，朱砂三钱，乳香一钱，川乌一钱，北细辛三钱，寸香一分，共研细末，每服五七厘，童便下。

开关吹鼻散（第五十一）：细辛二钱，牙皂二钱，山柰一钱，良姜二钱，寸香一分，共研细末，吹鼻即苏。

擎开吹喉散（第五十二）：治牙关紧闭。牙皂二钱，细辛二钱，巴霜二钱，共研末，入喉即苏。

擎开灌下方（第五十三）：蝉蜕三钱，朱砂一钱一分，共研末，酒或童便下。

急救灌转方（第五十四）：乳香（去油）四钱，没药（去油）四钱，名异（熾）四钱，枳壳面（炒）三钱，寸香二分，木鳖（便炒）三钱，地鳖（火）四钱，土狗（面炒）四钱，川铜（醋）四钱，血竭五钱，闹羊花（酒蒸，去心）五钱，共研细末。重服七厘，或酒或童便下。

欲吐痰方（第五十五）胆矾三分，铜绿三分，共研细末。用神仙醋调，服即吐痰。

鸡鸣散（第五十六）：治跌打瘀血攻心，脉欲死，服。生地二钱，大黄三钱，杏仁（去皮）一钱，当归（酒洗）一钱五分，用生水酒煎服。

接骨膏（第五十七）：当归（酒炒）一两五钱，羌活五钱，骨碎补（去皮）五钱，牛膝（酒洗炒）一两，木香五钱，威灵仙一两五钱，桂枝一两，川芎五钱，川乌（去皮，净）五钱，五加皮（酒炒，去皮）一两，杜仲五钱，北细辛五钱，防风（要鲜，拣净）五钱，香附五钱，滴乳香（去油，后放）五钱，没药（去油，后放）五钱，桃丹（后放，收膏）二两五钱，嫩松香二两（后放）。以上共十八味，外加土茯苓三钱，海风藤三钱，将真菜油数斤熬滚，将药十四味先入锅内，再将后两味草药共浸油内，春天浸五日，夏三，秋七，冬十天，期满入锅内，慢火熬，根浮起，滤渣，再入乳香、没药、松香三味，又熬数沸，滴水成珠，再下黄丹收膏矣。退火三日，再用此膏。专治骨跌打伤者。皮未破者，将此膏贴之，其骨陆续如初。并一切跌打损伤，贴患处伤骨自好，其肿自消，散血通气效验。

脑头引：藁本、川芎、白芷、白芍、苏叶、升麻、木香、羌活。

咽喉引：延胡索、骨碎补、干姜、防风、桔梗、薄荷、板蓝根、连翘。

胸前引：枳壳、厚朴、干姜、郁金、陈皮、乌为、木香、甘草。

腰上引：杜仲、小茴、菟丝子、木香、破故纸、枸杞、延胡索、五加皮。

手上引：桂枝、当归、透骨草、羌活、防风、神仙剑（即千年健，十指全伤用）。

脚上引；川膝、独活、木瓜、茂仁、怀牛膝、苍术、五加皮、木香。

脚脊引：怀牛膝、南藤、棕根、木瓜、茵仁、螺螄壳、透骨草。

潮热引：柴胡、羌活、黄芩、陈皮、厚朴、甘草、人中白。

浮肿引：生地、防己、漏芦、防风、乌药、甘草。

气急引：沉香、枳壳、陈皮、木香、郁金、乌药。

腹内痛引：延胡索、吴萸、石菖蒲、白芍、木香、祁艾。

二便闭引：大黄、车前、泽泻、木通、枳壳、猪苓。

血聚引：红花、桃仁、生地、苏木、血竭、当归。

气聚引：沉香、小茴、三棱、莪术、灵脂、乳香。

遍身引：乳香、骨碎补、木香、没药、吴萸、刘寄奴。

消风引：荆芥、白芷、犀角、薄荷、葛根、草乌。

止呕引：炮姜、砂仁、握香、白苓、酸车草（取自然汁）。

失气引：金凤花叶、佛指甲花、寸香，三味共研细末，姜汁服。

接骨引：自然铜、虎骨、小茴、当归、地鳖、猴骨、枸杞。

体之虚者：加附子、肉桂、洋参、黄芪。

体之健者：加黄连、黄芩、紫苏、薄荷。

凡跌打不能言语，人不知打坏何处，急用不满尺丛树，连根拔来，洗净去泥，捣汁，看人酒量若干，如饮一壶者，即用一壶，和丛树搅汁，令伤人饮之，免其血瘀冲心，再请先生医治可也。

按；江先生乳名祥，号瑞屏，住婺源北乡清华街双河头，道光庚子年已七旬，善于跌打，此书珍之宝之。

（六）附录验方

（1）三合济生丸：专治四时不正之气，头疼身热，腹痛胀闷，霍乱转筋，呕吐泄泻，四肢厥冷，绞肠癖气，伤寒伤暑，伤食疟痢诸证。每服一钱，重症加倍。舌答白者用覆香汤下，黄者用荷叶汤下，寒重用姜汤下。

吐泻转筋：用丸四服，加生姜、灶心土煎服，忌食米粒。此方历年合药施送，活人甚多，而需费甚少，务望各方善士，或合药，或刻方，广为施送，则费小而功极大矣。方列于后。

川厚朴六两五钱（姜汁炒），乌药二两，枳壳三两五钱，羌活四两，广藿香七两，木瓜一两三钱，紫豆蔻二两，茅术三两，半夏四两五钱，苏叶七两，香菇一两，草果二两，赤苓六两，香附三两，桔梗二两五钱，甘草三两，茯苓二两，川芍三两，白术一两五钱，檀香一两，陈皮六两五钱，防风三两，木香三两六钱，柴胡八钱，门芷五两，神曲五两，砂仁三两。

以上药料，须拣选明净，同研为细末，用薄荷、茶叶、大腹皮熬汁，米汤一碗，泛丸，朱砂为衣，每丸重七分，晒干，收入小门炫瓶，不可泄气为要。

（2）跌打损伤膏验方：生地、薄荷、独活、赤芍、川萼、川羌、连翘，每味各一两；香附、荆芥、当归、防风、桃仁、茂仁、青皮、五加皮、丹皮、杜仲、川柏、延胡索、白芍、白芷、牛藤、红花、白鲜皮、木通、苏木、木瓜、甘草、厚朴、苏梗、枳实、枳壳、秦艽、川断、黄芪、甘松、三棱、山柰、幺参、刘寄奴、骨碎补（去毛），以上每味各六钱，外加铅粉七十二两，炒黄色。用上等好麻油十斤，以上各药，先浸二三日，后入锅煎熬，去渣，再入铅粉，用桑枝搅匀，扇至烟尽，候冷，浸水中，愈陈愈妙。

又末药方：摊膏时临用加入，每油一斤加放葱末一两，肉桂一两，制乳香二两，制没药二两，血竭一两，龙骨一两，丁香一两。以上共研极细末，收藏瓷瓶+内听用。贴以此膏，较市上所售万应膏功效尤捷。

（3）秘制朱砂膏，专治疔疮、痈疽、对门、发背、颈项，一切无名恶毒均效。

松香一斤（葱水煮），麝香五分（如嫌麝香贵可改加入八将散），冰片五分，制乳香五钱，制没药五钱，樟脑三两五钱，银珠一两（漂），朱砂二钱（研漂），建麻子肉五两，杏仁一百五十粒（去皮尖），明雄黄二钱，全蝎二钱五分（葱水洗），各为细末，打数千锤为膏，瓷罐收贮。临用时隔水炖软，入平常油纸膏药上贴之，当看疮形之大小，酌量用之。

（4）八将散古方：治痈疽大毒，拔脓、去腐、生肌等。

川五倍子一两六钱（焙研），川雄黄三钱（水飞），冰片五分，蜈蚣七条（去钳足，炙净）一钱二分，全蝎十个（漂净去尾，炙末净）七分，麝香五分，山甲（十片，炙净）二钱，蝉蜕（二十个，去头足，焙研净）七分，各研细末，和匀，再研细末，瓷瓶收贮。

江考卿不仅精于伤科，对外科也有很深的造诣，《婺源县志》载其还曾施行类似泌尿系统结石和睾丸摘除等手术。“侄某溺管阻塞，每溺必以竹丝导之，始滴数点，痛不可忍，考卿治敷麻药，割茎去其渣滓而缝之，数日即愈。”又有“某患痰迷者，自割肾囊而晕倒，卿重割去其碎者，敷以药，愈后一肾仍生育。”从上述几则案例可见，江氏医技超群，确有起死回生之功。

新安医学大家汪机的骨伤科学术成就

一、汪机学术思想：治外必本于内

汪机，字省之，明代徽州祁门人，生于天顺七年（1463），卒于嘉靖十八年（1539）。因世居城北之石山坞，故号石山居士，人称汪石山，为新安医学的主要奠基人之一。

汪机出生于世医家庭，祖父汪轮、父汪渭（字公望）均为当地名医。汪机幼习举子业，勤攻经史，于学无所不稽。后因母病头痛呕吐，经治多年罔效，遂弃儒学医。其潜心钻研诸家医典，随父行医，医术日精，治愈母亲宿疾，声名大噪，求医者接踵而至，门庭若市。时人谓："病之见于石山也，如饥者得食而充，渴者得饮而解，溺者得援之而登巅，危者得扶持而安。"传说汪机诊务非常繁忙，有难得其治者，闻其声病已减半。《四库全书提要》和《明史·方技传》称："吴县张颐、祁门汪机、杞县李可大、常熟缪希雍，皆精通医术，治病多奇中。"为明代四大医家之一。

《中国医药大辞典》谓汪机一生，究心医学，凡岐黄仓扁诸书，靡不探讨，直至年逾古稀，仍刻意精研，握管不辍，撰有医著13种凡76卷：《运气易览》3卷、《续素问钞》3卷、《订补脉诀刊误》2卷、《针灸问对》3卷、《石山医案》3卷附方1卷、《外科理例》7卷附方1卷、《痘治理辨》1卷附方1卷、《推求师意》2卷、《伤寒选录》8卷、《本草汇编》20卷、《医学原理》13卷、《医读》7卷、《内经补注》1卷。《订补脉诀刊误》和《推求师意》二书，就是他在60岁和70岁时，从歙县抄录后，加以补订校刊问世的。其医学思想宗于丹溪而不囿于丹溪，将朱李学术融为一炉，为新安医学派的形成奠定了基础。

汪机精通内、外、儿、妇各科，于外科造诣颇深，贡献尤为卓越。现将其诊治骨伤的学术思想介绍如下：

（一）治外必本于内，强调辨证施治

薛己《正体类要·序》云："肢体损伤于外，则气血伤于内，营卫有所不贯，脏腑内之不和，岂可纯任手法，而不求之脉理，审其虚实，以施补泻哉？"汪机治疗骨伤，推崇薛己辨证论治之法。他在《外科理例·前序》中认为："有诸中然后形诸于外，治外遗内，所谓不揣其本而齐其末，殆必己误于人己尚不知、人误于己人亦不悟。"强调"外科必本于内，知乎内以求于外"，在治疗上应"调补元气，先固根柢，不轻用寒凉攻利""分别阴阳，戒滥用刀针""以消为贵，以托为畏""随证变通，不拘成方"，给外科治疗指明了方向。其辨证论治损伤的思想，概括起来有以下四点：

①强调整体观念，辨证施治，重脉理，轻部位。

②重视元气的作用，治气以补气为主，补气以益肝肾，治

血则补气养血，以活血化瘀。

③重视肝肾对外伤治疗的作用，主张健脾培元固肾以治伤。

④主张内治外治结合，反对单纯手法和外治，主张平补，反对寒凉。四物汤、补中益气汤、八珍汤和六味地黄丸为其常用方剂，剂型多为汤、丸、酒、膏。

（二）骨疽源在肾虚，主用温补疗法

杨清叟在《外科集验方》中提出了“肾实则骨有生气”的论点，指出骨疽的根源在于肾虚，对肾与骨的生长修复和抗病能力的关系做了精辟的论述。他发挥了《内经》“肾主骨”的理论，是中医骨伤科对骨折愈合、骨髓炎、骨结核等机理的宏观认识。汪机根据杨氏的观点，力主用温补强壮疗法治疗骨疽。其《外科枢要》云：“多骨疽，由疮疡久溃，气血不能营于患处，邪气陷袭，久则烂筋腐骨而脱出，属足之阴亏损之症也，用补中益气汤以固根本。若阴火发热者，佐以六味丸，壮水之主，以镇阳光；阴气虚寒者，佐以八味丸，益气之源，以消阴翳。外以附子并葱熨法，散寒邪，接营气，则骨自脱，疮自敛也。关肾主骨，若肾气亏损，其骨渐肿，荏苒岁月，溃而出骨。”汪氏此论，为明、清外伤科各家竞相引述。

在《外科理例》一书中，汪机还提出了骨疽与患者先天禀赋有关的观点，该书卷二有云：“复骨疽，患一年不愈，常落出骨一片，或细骨，或有蛀蚀眼，或三五月落骨一片。此乃非营气不从而生，乃母受胎复感精气而成。”指出这种骨疽的死骨，不仅仅是因营气不足所致，而是有先天禀赋的原因。

（三）不拘一格，倡用童尿

汪机治伤倡导应用童尿。他说："大凡损伤，不问壮弱，有无瘀血，俱宜热童便以酒佐之，推陈致新，其功甚大。若胁胀，或作痛，或发热烦躁，口干喜冷，饮热童便一瓫，胜服他药。他药虽亦取效，但有无瘀血，不能尽识，反致误人，唯童便不动脏腑，不伤气血。"

童尿在伤科的临床应用，具有悠久的历史。早在2000多年前，古人已将童尿用于临床。我国现存最古的医方书《五十二病方》中，就有"毒豪（喙）者……饮童小便良"的记载。汉代医圣张仲景也曾用童尿治伤，《金匮要略》载："治马坠及一切筋骨损伤方：大黄一两……以及童子小便煎成汤，内酒一大盏，次下大黄，去滓，分温三次服。"此后，历代医家在临床实践中，逐步扩大了童尿在骨伤科的应用范围。现代医学研究也证明，童尿确有消肿、止痛、安神的功效，至今仍为骨伤科医生临床采用。

二、《外科理例》论骨伤治法

（一）跌仆治法

一人坠马，两胁作痛，以复元活血汤二剂顿止，更以小柴胡加当归、桃仁二剂而安。

一老坠马，腹作痛，以复元通气散，用童便调进一服少愈，更以四物加柴胡、桃仁、红花四剂而安。

一人跌仆，皮肤不破，两胁作痛，发热、口干、自汗，须先饮童便一瓫，烦渴顿止。随进复元活血汤，倍用柴胡、青皮一剂，胀痛悉愈，又剂而安。《发明经》曰：从高坠，血流于内，不分十二经络，圣人俱作风中肝血，留于胁，以中风疗之。血者皆肝之所主，恶血必归于肝，不问何经之伤，必留于胁下，盖肝主血故也。痛甚则必自有汗，但人汗出，皆为风症，诸痛皆属于肝木，况败血凝滞，从其所属入于肝也。从高坠下，逆其所行之血气，非肝而何，故用破血行经。

一人青肿作痛，以萝卜汁调栀子末敷之，以四物汤加柴胡、黄芩、天花粉、穿山甲，二剂少愈，更以托里散而愈。

尝见覆车压伤者，七人仆地呻吟，一人未苏，俱令以热童便灌之，皆得无事。又曾被重车研伤，晋闷良久复苏，胸满如筑，气息不通，随饮热童便一碗，胸宽气利。唯小腹作痛，与复元活血汤一剂，便血数升许，痛肿悉退，更服养血气药而痊。

大凡损伤，不问壮弱，有无瘀血，俱宜热童便以酒佐之。唯童便不动脏腑，不伤血气。闻操军或坠马伤者，服之亦佳。又凡肿痛，或伤损者，以葱捣烂热餐之，尤妙。本草云：葱治伤损。

一人坠马伤头并臂，取葱捣烂，炒热贴患处，以热手熨之，服降圣丹而愈。

一人误伤去小指一肯，牙关紧闭，腰背反张，人事不省，用玉真散、青州白丸子各一服，未应，此亦药力不能及也，急用蒜捣烂裹患指，以艾灸之，良久觉痛，仍以白丸子一服，及托里散数服而愈。

夫四肢受患，风邪所袭，遏绝经络者，古人所制淋渍、贴胁镰刺等法，正为通经络、导引气血也。

（二）刀伤磕损血不止治法

一人磕损大指甲，离肉血淋，急取葱白煨烂，乘热敷定，遂令剔去旧土，使血再出，却用煨葱白敷之，不移时痛住血止。又遇杀伤，气未绝，急取葱白锅内炒热，以敷伤处，继而呻吟，再易已无事矣。无葱白用叶亦可，只要炒热为上，时易为佳。若伤多煨炮不及，但以干锅且烙且杵，令延出葱热，用之妙。

善治伤科杂病的程国彭

一、对外科、伤科临床的创见

程国彭，字钟龄，号恒阳子，法号天都普明子，歙县城里人，生于清康熙十九年（1680），卒于雍正十一年（1733）。

程国彭少时多病，缠绵多年不愈，乃究心医学，博览诸家医籍，常彻夜不寐。对《内经》《难经》及先贤四大家之旨，无不融会贯通，治病多奇中。对危重病人，倘有一线生机，亦极力施救，每能起死回生。故四方求治者日多，从游者亦众。业医三十年，救治病人无数。雍正十年，程国彭还归普陀寺修行，适朝廷颁旨，大修寺庙，该寺寺僧及工人不下数千，伤病者颇多，皆悉心调治而愈。是年，其聚精会神，将临床心得撰成《医学心悟》6卷。此书对养生、诊断、治法、伤寒、杂症、妇产、跌打损伤等，靡不备述，提纲挈领，深入浅出，为普及祖国医学做出了可贵的贡献。其中卷二《外科十法》，对背疽、病疮、疥癣、痺痂等病的防治经验，为后世医家所重视。300多年来，曾多次刊行，流传甚广。

程国彭对医学精益求精，反对浅尝辄止和偏于家的治学作风。他在《医学心悟》自序中云："广凡书理有未贯者，则昼夜追思，恍然有悟，即援笔而识之。至今三十载，殊觉此道精微。思贵专一，不容浅尝者问津；学贵沉潜，不容浮躁者涉猎。"他认为，作为医生应博采众家之长，"知其浅而不知其深，犹未知也；知其偏而不知其全，犹未知也。"各家之说，"合之则见其全，分之则见其偏"，主张"兼总四家，而会通其微意，以各其用，则庶几乎其不偏耳"。所以，他以"心悟"名书，教育门人"读是书而更加博览群言，沉思力索，以造诣精微之域，则心如明镜，笔发春花"。

程国彭在伤科杂病的诊治上有很高的造诣。对腰痛，他认为："腰痛，有风，有寒，有湿，有热，有瘀血，有痰饮，皆标也，肾虚其本也。腰痛拘急，牵引腿足，脉浮弦者，风也；腰冷如冰，喜得热手熨，脉沉迟或紧者，寒也，并用独活汤主之；腰痛如坐水中，身体沉重，腰间如带重物，脉濡细者，湿也，苍白二陈汤加独活主之。若腰重疼痛，腰间发热，痿软无力，脉弦数者，湿热也，恐成痿症，前方加黄柏主之。对外伤性腰痛，该书云："若因闪挫跌仆，瘀积于内，转侧如刀锥之刺，大便黑色，脉涩或芤者，瘀血也，泽兰汤主之。"用泽兰汤治疗急性腰扭伤，在现代临床上也取得了较好的疗效。程氏认为，如无外邪，则应以补肾法治疗腰痛。书云："大抵腰痛，悉属肾虚。既挟邪气，必须祛邪，如无外邪，则唯补肾而已。"这里，程氏阐述了《内经》所说的"腰为肾之府"的道理。由于肾精和气血的母子关系，肾虚，腰腿无以营养，筋脉空虚，外邪易袭，气血凝滞而至腰痛。补肾以益气血，气血旺盛，血流而气通，自无腰痛之患。

程国彭对关节炎等痹症也有独到的见解，《医学心悟》

云："痹者，痛也。风寒湿一气杂至，合而为痹也。"在治疗上，他认为："治痛痹者，散寒为主，而以疏风燥湿佐之，大抵参以补火之剂。所谓热则流通，寒则凝塞，通则不痛，痛者不通也。"这对现代中医治疗关节痛等痹症具有一定的指导作用。

二、《医学心悟》论骨伤治法

（一）腰痛

腰痛，有风、有寒、有湿、有热、有瘀血、有痰饮，皆标也，肾虚其本也。腰痛拘急，牵引腿足，脉浮弦者，风也；腰冷如冰，喜得热手熨，脉沉迟，或紧者，寒也，并用独活汤主之。腰痛如坐水中，身体沉重，腰间如带重物，脉濡细者，湿也，苍白二陈汤加独活主之。若腰重疼痛，腰间发热，痿软无力，脉弦数者，湿热也，恐成痿症，前方加黄柏主之。若因闪挫跌仆，瘀积于内，转侧如刀锥之刺，大便黑色，脉涩，或芤者，瘀血也，泽兰汤主之。走注刺痛，忽聚忽散，脉弦急者，气滞也，橘核丸主之。腰间肿，按之濡软不痛，脉滑者，痰也，二陈汤加白术、萆薢、白芥子、竹沥、姜汁主之。腰痛似脱，重按稍止，脉细弱无力者，虚也，六君子汤加杜仲、续断主之。若兼阴冷，更佐以八味丸。大抵腰痛，悉属肾虚，既挟邪气，必须祛邪，如无外邪，则唯补肾而已。然肾虚之中，又须分辨寒热二证，如脉虚软无力，溺清便溏，腰间冷痛，此为阳虚，须补命门之火，则用八味丸。若脉细数无力，便结溺赤，虚火时炎，此肾气热，髓减骨枯，恐成骨痿，斯为阴虚，须补先天之水，则用六味丸，合补阴丸之类，不可误用热药以灼其阴，治者慎之。

独活汤（治肾虚兼受风寒湿气）：独活、桑寄生、防风、秦充、威灵仙、牛膝、茯苓各一钱，桂心五分，细辛、甘草（炙）各三分，当归、金毛狗脊各二钱，生姜二片，水煎服。

（二）痹（鹤膝风）

痹者，痛也。风寒湿三气杂至，合而为痹也。其风气胜者为行痹，游走不定也。寒气胜者为痛痹，筋骨宁痛也。湿气胜者为着痹，浮肿重坠也。然即曰胜，则受病有偏重矣。治行痹者，散风为主，而以除寒祛混佐之，大抵参以补血之剂，所谓治风先治血，血行风自灭也。治痛痹者，散寒为主，而以疏风燥湿佐之，大抵参以补火之剂，所谓热则流通，寒则凝塞，通则不痛，痛者不通也。治着痹者，燥湿为主，而以祛风散寒佐之，大抵参以补脾之剂，盖土旺则能胜湿，而气足自宛顽麻也。通用蠲痹汤加减主之，痛甚者，佐以松枝酒。复有患痹日久，腿足枯细，膝头肿大，名曰鹤膝风。此三阴本亏，寒邪袭于经络，遂成斯症，宜服虎骨胶丸，外贴普救万全膏，则渐次可愈。失此不治，则成痼疾，而为废人也。

蠲痹汤（通治风寒湿三气合而成痹）：羌活、独活各一钱，桂心五分，秦充一钱，当归三钱，川芎七分，甘草（炙）五分，海风藤二钱，桑枝三钱，乳香、木香各八分，水煎服。

（三）跌打损伤

跌打损伤之后，凡大小便通利者，可用广三七二三钱，酒煎饮之，或服泽兰汤。若二便不通，必加大黄，其破损处，可用血竭，为极细末掺之，韭叶散亦良。余用天下第一金疮药最佳，可保无虞。

泽兰汤：通二便，除肠中瘀血，乃活命之灵丹也。泽兰、当归各五钱，红花一钱，丹皮三钱，青木香一钱五，桃仁（去皮尖研）十枚，赤芍一钱五，水煎，热酒冲服。如大便不通，加大黄二至三钱，酒炒。

韭叶散：止血如神。灰同韭菜叶，捣饼，贴壁候干，细研，筛下，听用。

天下第一金疮药：凡刀斧损伤，跌仆打碎，敷上即时止痛、止血，更不作脓，胜于他药多矣。其伤处不可见水，余制此药普送，因路远者，一时难取，故刻方广传之，今并笔书之，则此方传益广矣。各乡有力之家，宜修合以济急也。雄猪油一斤四两，松香六两，面粉四两（炒，筛），元寸六分，黄蜡六两，樟脑三两（研极细），冰片六分，血竭一两，儿茶一两，乳香一两，若皮（上烘去油），没药一两（同上制）。以上药，研极细，先将猪油、松香、黄蜡三味煎化滤去渣，待将冷再入药搅匀，瓷器收贮不可泄气也。

（四）肩背臂膊痛

肩臂痛，古方主以茯苓丸，谓痰饮为患也。而亦有不尽然者。凡背痛多属于风，胸痛多属于气，气滞则痰凝，脏腑之病也。背为诸腧之所伏。凡风邪袭人，必从睑入经络之病也。间有胸痛连背者，气闭其经也。亦有背痛连胸者，风鼓其气也。治胸痛者理痰气，治背痛者祛风邪，此一定之理。理痰气，宜用木香调气散并煎丸。祛风邪，宜用秦充天麻汤。挟寒者，加桂、附；挟虚者，以补中益气加秦艽、天麻主之。如风邪痰气互相鼓煽，痰饮随风走入经络而眉臂肿痛，则煎丸二方须酌量合用，治无不效矣。

枝苓丸：茯苓、半夏（姜汁炒）各二两，风化硝、枳壳（荻炒）各五钱，姜汁糊丸如桐子大，每服二三十丸，淡姜汤下。

木香调汽散：白蔻仁、檀香、木香各一两，香附五两，藿香四两，忏草（炙）、砂仁、陈皮各二两，为细末，每服二钱。

秦充天麻汤：秦充一钱五分，天麻、羌活、陈皮、当归各一钱，炙甘草五分，生姜三片，桑枝（酒炒）三钱。挟寒，加附子、桂枝。

补中益气汤：夷芷一钱五分，白术、人参、当归、炙甘草各一钱，柴胡、升麻各三分，陈皮五分，生姜一片，大枣二枚，水煎服。

善治跌打损伤的江昱

一、以诗名于时，医名扬四方

江昱，字宾谷，号松泉，清代歙县江村人，寓居江都，嗜读古书，以诗名于时，尤工于咏物，兼通医学，尤擅长于治疗跌打损伤，著有《跌打秘方》《药房杂志》《潇湘听雨录》《松泉诗集》等。

《跌打秘方》记载了四肢大小关节和下颌关节脱位的治疗方法。对下颌关节脱位，“先用宽筋散煎汤熏洗”，以舒筋止痛，再采用手法复位。对上肢关节如肩关节、肘关节、腕关节、指关节脱位，主张手法复位后，采用内治与外治相结合，促其早日复原。对于肢体骨折，认为在用宽筋散熏洗，手法复位后，外敷接骨散，用杉板固定，内服活血止痛散三四剂，再服壮筋续骨汤，有利于患者康复。对于骨折后期关节酸痛，不能伸缩，提出用宽筋散煎汤熏洗，可以减轻酸痛的程度。

书中记载了治疗落枕的方法：“令其低处坐定，一手扳其下颏，缓缓伸直矣。”此法至今仍在应用，效果极佳。

中医伤科十分重视对人体重要部位创伤的诊治，《跌打秘方》云："盖大凡致命处，则顶心、太阳、耳窍、咽喉、胸膛、两乳、心坎、肚脐、两胁、肾囊、阴户、脑后、耳根、骨膂、背心、两后胁腰眼并顶心之偏左偏右、额前、额角，伤重者皆能致命。"书中介绍的这些部位在人体中均属重要器官所在之处，非常符合人体解剖原理，这些部位严重创伤均可导致死仁。

《跌打秘方》在"论验轻重伤诀"一节中，介绍了通过观察眼、手指甲、阳道、足指、脚底、脉息，来判断损伤之轻重的"望诊法"，特别是察眼观伤很有特色。书云："一看眼，凡内伤积有瘀血、白睛必有红筋，筋多瘀血多，筋少瘀血少。若眼珠动运有神气者可治，否则难治。"察眼观伤法在现代中医骨伤诊治中还常常为人们所应用。

江昱受少林伤科学派的影响，主张按脏腑、穴位用药，对于不同的脏腑受伤，投以不同的方药。如"伤肝部者，面色青兼紫红色，眼赤发热""先服流伤饮，次服小续命汤，后服中和丸"，按照内伤的早、中、后三期分别用药。在"论各伤主方"一节，继承了少林伤科学派辨穴施治，先看穴后看症的传统诊治方法。

该书还介绍了一些骨伤食疗方，如治腰痛，"用补骨脂、杜仲、凤凰衣三味为末，切开猪腰子，入药在内扎好，加青盐、陈酒煮食"等，很有研究与开发价值。

二、《跌打秘方》论伤科治法

（一）总论治法

大凡头上受伤、脑髓出者，难治；骨色青者，亦难治。若他处骨肉破碎，即将空痛散敷之，内服疏风理气汤五六剂。伤口平复，再投补血顺气汤。若有破伤风，牙关紧闭，角弓反张之症，急以飞龙夺命汤投之。

若目受伤，将收珠散敷之，用银簪脚以井花水蘸药点血筋上，次以育布或用旧青绢汤洗揉，随用还魂汤二服，待其平复，再服生血明目饮。

若鼻梁骨断，先用接骨散敷之，次用生肌散菜油调搽，再服活血止痛散。

如口唇缺破，先敷代痛散，随将青鹅尾下绒毛护之，以桑枝油线缝合，再敷生肌散，服活血止痛饮。有含刀在口，割断舌头尚未见落者，用鸡蛋肉软白衣袋其断舌，将血丹用蜜调涂在患处，再以蜜和蜡调匀，敷在鸡蛋衣上，取其微软能通药力。但药在口中易散，勤勤敷之为妙。如不得速效，再以金疮药治之。如被人咬破舌头者，以牛蟹杵烂涂之，亦平复。

倘下颏骱骨脱落，先用宽筋散煎汤熏洗，次以绵裹大指入其口，指抵住下边，外用手心托住，缓缓揉上推进骱骨而止，再服补肾和气汤。有登高跌仆两肩天井骨受伤，不便绑扎，但见伤损肿胀，即先服喘气汤，使骨节相对，次用接骨散敷之，以绵包裹，斜连搭胸背敷之，再服活血汤。

盖骱落与膝骱落同，而膝骱送上省力，肩阶送下省力，总属易上。将一手按住其肩，一手托住其手，缓缓摇动，使其筋舒血畅；再令本人坐于低处，一人抱住其身，医者以两手捏其肩，两膝夹住其手，齐力一上。用棉包裹好，外敷接骨，内服生血补髓汤。

遇臂骱触出，上用一手抬住其腕，下用一手按其手，内臓用足踝抵住，齐力一伸而上，即敷接骨散，以绵包之，内服生血补髓汤。

若手骱跌出，上用一手按其臼，下用一手托住指掌，用力一伸而上，此乃会脉之所宜，即服宽筋活血散，以接骨散敷之，用棉包裹，再用阔板一片，又用二寸长杉树板四片帮贴患处，扎缚七日，可得平复。

手指有三骱臼，唯中节出者有之，然易出易上。用两手抽伸法上之，服宽筋活血汤。

盖两腿易于伤损，伤则两段。先将宽筋散熏洗，使患者侧卧，外敷接骨散，好足同敷，用绵包裹，要四寸长杉板八片绑好，以绵绳三条绑缚，服活血止痛散三四剂，再服壮筋续骨丹。

凡治膝盖骨跌脱离骱，需用棉花衣捆作大包，令伤者仰卧，将包衬于膝下，若骨偏于左随左而下，偏于右随右而下。医者扶定棉包，以上手挽住其膝，下手按住其脚，使臼骱相对，用力一扳，推起入骱矣。先敷接骨散，用棉包布裹挽下，以包按之，服生血补髓汤五剂，再服壮筋续骨汤。如小膀（小腿）有大小两骨，一茎折者易治，俱折者难治。更有戳穿皮肉者，尤难治也。此症与上大腿治同一法，如骨戳皮外，须将碎骨镶上断处，不可汤洗，将生肌散敷之。如骨折不破皮肉，以接骨散敷之。

足踝之前骨易出难上，须一手抬住其脚掬上，一手扳其脚趾，左出偏其左，右出偏其右，不可以一伸而上，内服宽筋活血散。脚偶被伤致令筋促酸痛，不便伸缩，宜用宽筋散煎汤洗之。

治失枕，颈项强痛，令其低处坐牢，一手扳其下颏，缓缓伸直矣。

凡刀枪所戳，但伤皮肉者，敷金疮药。伤内膜及肠胃者，不治。刀斧砍伤头额，易发寒热，脉细者可治，脉大者难治。

损骨先疗骨，伤肉先生肌，外敷金疮药，内服护风托里散。自刎食管断者，先以生半夏研细末掺之，再以青鹑绒毛和入人参末敷之，再以桑白皮油线缝之，以软绢缠封。急切无有青鹑绒毛，以茅针花搓软代之，随用紫金丹和入胎骨一分，酒调，用匙灌下，再用护风托里散服之。有肚皮破而肠出者，将温水揉之令入，用桑白皮搓线缝合破处，外敷金疮药，服通肠活血汤。

凡夹棍伤，出衙门即用热童便一盆，将足浸之；如便冷，烧红砖两块淬之即热，直至童便面上浮起白油腻，其伤尽处，庶不烂溃，再用肥皂捣如泥，入鸡蛋清和匀敷伤处，以草纸包裹，用脚带条缚紧，一夜不动即效。

（二）论用药

自然铜乃接骨之要药，唯敷药不用，汤饮必须用之。以续断、五加皮为佐；活血以红花、当归为主；理气以肯皮、枳壳为先；破血以桃仁、木通为君；补血以芍药、生地为最。若欲疏风，先须理气，活血亦须顺气为要。在足，木瓜为引经药；在手，桂枝、桑枝亦可。

（三）论各穴要害之处

大凡人左胸为气门，右胸为痰火；左肋为食肚，右肋为血海。前胸为龙潭穴，背心为海底穴。左乳伤发嗽，右乳伤发呃。两腰为二珠，穴伤则发笑。男子伤于上部易治，以男子气盛，上升故也；女子伤于下部者易治，盖女子血盛，下降故也。盖大凡致命处，则顶心、太阳、耳窍、咽喉、胸膛、两乳、心坎、肚脐、两胁、肾囊、阴户、脑后、耳根、脊膂、背心、两后胁腰眼并顶心之偏左偏右、额前、额角，伤重者皆能致命。

大凡人受全体者，死速，伤肩背者死迟。伤左半身者气促，面黄浮肿，伤右半身者气呃，面白血少。伤背者虽不速死，百日后必死，以五脏皆系于背故也，宜服延生药酒。伤胸者必咳嗽迷闷，面黑，主三四日死，以胸乃血气往来之所，服七厘散、行气活血汤。

大凡跌打伤轻不致命，但觉两肋疼痛者，此肝火有余，实是火盛之故也。或有平日登高跌仆者，原有瘀血瘀滞，今又因新伤而发痛也。或有痰积、食积而痛者，或有醉饱房劳、脾气虚耗，肝木乘脾胃亏虚，当心连两胁而痛者。又有伤寒发热而两胁痛者。左胁痛，气与火；右胁痛，痰与食。瘀血痛者，伤处必有红肿。若肥白之人身发寒而兼胁痛者，多因气虚，黑瘦之人发寒热而痛者，多因阴阳两亏，必日轻夜车，多怒腰痛，此亦瘀血凝滞故也。

（四）论验轻重伤诀

一看眼，凡内伤积有瘀血，白睛必有红筋，筋多瘀血多，筋少瘀血少。若眼珠动运有神气者可治，否则难治。

二看手指甲，以我手大指押病者指甲上，一放开血色即还原者，可治。若迟缓还原，或乌色或紫色者不治。

三看阳道，不缩及有小便者可治，否则难治。

四看足指，与看手指甲同一法。

五看脚底，红色者易治，黄色难治，五色全犯者不治。

六看脉息，若骨气和平者易治，六脉浮数兼有外感者难治，六脉微绝胃气将尽者不治。

（五）论用药要诀

凡治跌打损伤诸症，不可匆忙下药。若患者不能开口，先将乌梅嚼烂擦其牙龈，或将皂角末吹入鼻中得喷嚏，口即开，随用韭菜根捣汁炖热，和童便服之，不下咽者难治，若纳下，即同瘀血吐出，视其伤之轻重，先服夺命神丹，随服疏风理气汤，外敷吊伤丹。若小便不通，用火灸法或熏洗法。如破碎伤，用封药护之，次服接骨紫金丹。若腹痛者宜行，行后审症轻重，依方加减可也。

凡人被打，七日之内血气未曾积聚，只宜发散活血。十四日之内瘀血积胸，其势将归大肠，故肚内作痛，宜用行药。

凡人初打必有气郁，或受风寒，恐血气攻心，直服护心丹。

凡人看指中，先看中指甲，黑色者伤重，脚指甲黑色者亦重。眼内有红筋，或眼白珠赤色者亦凶，面黑者大凶，睾丸（即外肾子）上升者更凶，脚底黄色者亦凶。

凡人被打伤重，不能运动，用推法。以二人挽起其头四五次，即吐出涎沫苏醒。如不吐，以牙皂末五分煮酒调灌，得吐即醒。牙紧不开，用乌梅擦牙法。

凡人受打，拳向上者其气顺，平打者其气塞，倒插者其气逆，逆则血瘀，故倒插伤尤难治也。

凡人受打自觉伤重，医药不及，将童便乘热饮二三匙，或以生地、龙五七条，洗净捣烂，热酒冲服，渣敷伤处，然后急医，方保无虞。

凡不肖医生遇伤症，先用劫药，将生半夏、草乌入口，即头浮面肿眼肿，寒战咬牙，不必惊骇，过三时自平复。为医者当救人为急务。

凡用引经之药，上部用川芎，手用桂枝，头用白芷，胸腹用白芍，脐下用黄柏，左肋用青皮，右肋用枳壳，腰用杜仲，下部用牛膝，足用木瓜，身用羌活、当归。

伤肝部者，面色青兼紫红色，眼赤发热，主七日死。先服流伤饮，次服小续命汤，后服中和丸。

伤心口者，面有气短吐血、呼吸大痛，身体不能动者，主七日死。先服流伤饮，次续命汤，后服中和丸。

伤食肚者，心下作阵痛。身发热，腹高浮如鼓皮，气促，饮食不进，眼闭口鼻面黑，主七日死。先服大续命汤，次服中和丸。

伤两肾者，两耳即聋。额角黑色浮光，常如哭状，主半月死。先服生血饮，次服流伤饮，后服中和丸。

伤小腹者，面肿气急，或时作痛，口吐酸水，主三日死。先服续命汤，后服中和丸。

伤大肚者，粪后血急面涩，面赤气滞，主半月死。先服流伤饮，次服续命汤，后服中和丸。

伤膀胱者，小便痛涩，不时有尿膨胀，发热。主五日死。先服续命汤，次服行气活血汤。

伤阴囊阴户者，血从小便出，主三日死。先服护心养元汤，次服大续命汤。

伤胸背者，面白肉瘦，食少，发热咳嗽，主半月死。先服流气饮，次服中和丸。

伤气海者，气喘大痛，身瘦，夜多盗汗，食少，肿痛不宁，主一月内死。先服流伤饮，次服中和丸。

伤血海者，血妄行，口常吐血，胸前板住作痛，先服活气汤，次服流伤饮，再服药酒。若不取效，主一月内定死。

伤两肋者，气喘大痛，睡下如刀刺，面白气虚，先服活血顺气汤，次服续命汤，主三日死。

朱君尚的按穴施治法

一、继承少林学派的“跌打总穴”法

朱君尚，清代婺源北乡人，生卒年月不详。

朱君尚是新安伤科名医，生平事迹无考，唯有《朱君尚先生秘传跌打方》一书传世。该书继承了江考卿的致命大穴论，书云：“凡人周身百零八穴，大穴三十六个，小穴七十二个。大穴伤者十死其九，小穴者大病不免，可疗。”书中采用的按穴施治法，是少林学派在经络学说、子午流注思想指导下，依据“血行走穴道”的时辰而治伤的一种方法，也称“跌打点穴”法。据穴治伤多为师传家授，加上朱氏与江考卿同乡，据此推测，朱君尚很有可能是江考卿的弟子，均属少林伤科学派。

书中记载的“十三味煎方”，与江考卿的十三味总方相比稍有出入，增加了赤芍、桃红、三棱、苏木、骨碎补，去除了五加皮、枳壳、五灵脂、炒蒲黄、杜仲等。从治疗方中可以看出，均在十三味煎方上加减，是受“恶血必归于肝”学术思想的影响，以理气疏肝散瘀为主的治疗大法。

该书介绍了骨折整复前使用的外敷麻药，有代痛散（蟾蜍三分，麝香二分，制乳香、制没药六分，降香末一钱）、迷人散（川乌、草乌、口附子、生半夏、南星、单茇各一钱），称以此药敷于患处，可以减轻手法整复和开刀时的痛苦。这较江考卿及其以前完全靠服麻药（如二十号宝麻药）又进了一步，避免了内服麻约可能造成的副作用。

该书附录中介绍的骨折手法整复后，用杉树皮包扎固定的方法，目前在全国中医骨伤科仍在使用。书云："小膀两骨，一根断者治之易，两根断者治之难；藕劈者易，平断者难。务必摩平扪紧，外用杉木皮二片夹住，缚扎如式，内服紫金丹，加桂枝末服之。"杉树皮具有取材容易，透气性好，价格低廉的优点，故皖南山区中医院普遍采用。

他以歌诀的形式，将穴位、治疗方法等内容，编成《紧要大穴总论歌》《各穴所在歌》《凡跌打伤处难治秘诀歌》，读时朗朗上口，使后学者易于记诵，为该书的一个突出的特点。

二、朱氏《秘传跌打方》

（一）凡跌打伤处难治秘诀歌

上自天庭下太阳，血海气口号明堂。

前后二心丹外肾，丹田肾俞再难当。

若是损伤十二处，百人百死到泉乡。

胁稍插手难医治，翻肠吐粪是阎君。

气出不收休下药，目如鱼睛堪惊慌。

耳后受伤俱不治，妇人两乳及胸膛。

正腰伤重笑即死，伤胎鱼口立时亡。

夹脊断时休着手，囟门髓出见无常。

阴阳混杂难医治，除是仙丹可回阳。

看法：

第一看两眼神光，有者生，无者死耳。若内伤有红筋瘀血，则眼白珠必有红筋，筋多则瘀血多，筋少则瘀血少。

第一看中指甲，掐放之即还本色者生，若半日复原者则伤重，若掐之色紫黑者死。脚指甲看法皆同。

第三看脚板底，色红者生，若黄色者死矣。

第四看面，黑气微凶，阳卵缩入腹内者死。

凡看，问受伤者冲拳向上者为顺气，平拳为塞气，插拳为逆气，最凶。

（二）各穴受伤用药救治方

华盖穴受伤，宜用七厘散二分五厘，以行心胃二经之瘀血，行三次，用冷粥解止，再服夺命丹一剂，或用十三味煎药加枳实一钱五分，良姜八分亦可，若服药不能断根，复发者，主十个月死。

肺底穴受伤，宜服紫金丹，三剂痊愈。如复发，主一年亡。

上气眼穴受伤，宜用七厘散一服，加沉香一钱，肉桂四分。复发，主百六十日死。

正气眼穴受伤，宜用七厘散一服或十三味煎药，加乳香一钱二分，再用夺命丹二服。复发，主四十八日亡。

下气眼穴受伤，用七厘散一服，再加木香、广皮各二钱，再用夺命丹三服，如发，主半年亡。

上血海穴受伤，宜用十三味加郁金、刘寄奴各一钱，山羊血三分，服用七厘散一钱二分，复发，九十日亡。

正血海穴伤，用十三味一服，加郁金、刘寄奴各二钱，再用七厘散一服。复发，主六十日吐血而死。

下血海受伤，宜十三味加五灵脂一钱二分，蒲黄（炒黑）一钱，再服七厘散一服，再服夺命丹三服。复发，一百六十日死。

心口穴伤，立刻不省人事者，宜用前面十三味药加肉桂一钱、丁香六分。如复发，四个月死。

霍肺穴伤者，救省用贝母一钱、桔梗八分，煎服。如复发，百二十日死。

翻吐穴伤者，宜服十三味加白蔻、木香二钱，七厘散三服，紫金丹四服。如复发，百七十日死。

气海穴受伤，宜前药加桃仁、延胡索各一钱，七厘散一服，夺命丹三服。复发，九十六日死。

精海穴受伤，宜前药加木通一钱，三棱一钱，七厘散一服。复发，一月必亡。

分水穴受伤，宜前药加蓬术一钱，三棱一钱，七厘散一服，紫金丹、夺命丹各一服。复发，百六十日死。

关元穴受伤，宜前药加车前子、青皮各四钱，七厘散一服，夺命丹三服。复发，半月内死。

右胁伤，宜前药加柴胡、当归各一钱，夺命丹三服。

左胁伤，宜前药加羌活、五加皮各一钱，七厘散一服，夺命丹三服。

章门穴受伤，宜前药加五灵脂、砂仁各一钱，紫金丹三服。

颈骨穴伤损，务必摩平其骨，轻者无妨，重者三日死。

肩胛出，先时一手按住其肩下，按住其手，缓缓转动，便其筋活，再令伤人坐于低处，抱住其身，医人两手掐肩，抵住其骨时，膝夹住其手，齐力而上。

凡背胛、手胛、膝胛，俱如前法，捏手依上法。凡折断左右胁骨，此处难以扎缚，用手摩平，外贴膏药，内服药以治之。

十三味煎方：赤芍、元胡、三棱、桃仁、骨碎补各一钱二分，当归一钱二分，红花、香附（酒炒）、莪术、青皮、乌药、木香、苏木各一钱，加葱白一根，砂仁四分，酒水各半煎。如伤重，小便不通，加生大黄三钱。此方唯受伤积血，初服可用，不可多服，恐伤气血耳。

紫金丹：治骨折损伤。土鳖（火酒醉倒）、自然铜（醋煅十四次）、骨碎补（去毛）、血竭（另研）、归尾（酒浸）、白硼砂、丹皮、制乳没、制半夏，各等分，共研末，瓷瓶收贮。若瘀血攻心时危，加巴霜、生军末同服，重则二分半，轻则一分，酒送下。此方去大黄名八仙丹。此方去丹皮，加大黄、红花，名曰接骨紫金丹。凡骨折服此方，其骨自接。凡跌打积血、吐血、妇女经事不调等症，俱用热酒服，每服七厘。此方用丹参，更名去瘀生新之功，再加三七、肉桂更妙。

七厘散：巴霜三分，乳香（去油）、没药（去油）、自然铜（醋炙）、土鳖（去须）十五个，骨碎补、苏木、红花、五加皮、姜黄各八分，半夏四分，麝香五厘，共研极细末，瓷瓶收贮，每服七厘，酒送下。此方内加肉桂、三七、白芨各八分更妙。

夺命丹：当归（生晒）、土鳖（酒炙）、香附（生晒）一两，元胡、大黄、川芎各五钱，红花、郁金、半夏、广木香、六轴子各三钱，共为末，每服酒一钱，酒送下。

神仙接骨丹：自然铜（醋炙七次）、古塚铜钱（醋煅），等分为末，重伤酒调服二分，骨折自合。

接骨如神丹：半夏一粒，土鳖一个（二味共研烂，炒黄各研），自然铜二钱，古塚铜钱（醋煅）三钱，制乳香、制没药各五钱，骨碎补（去毛）七钱，共末，每服三分，加导滞散二钱，酒服。

整骨服麻药：乌头三钱，当归六钱，白芷六钱，共末，每服五分，酒服下。

外敷麻药（名曰代痛散）；蟾酥三分，麝香二分，制乳香、制没药六分，降香末一钱，共研敷之。

又方迷人散：川乌、草乌、白附子、生半夏、南星、荜茇各一钱，共末敷之，开刀不知痛。

桃花散：乳香、没药、血竭，共末。

黄花散、红花散、黑花散、白花散：姜黄末、紫荆皮末、黄荆子（香油炒）末、人中白（醋煅七次为末）。凡属跌打不甚伤而骨未折断者用。黄花散八分，红花散六分，黑花散八分，桃花散五分，白花散二分，共和匀，取姜五钱，葱白五根取汁，入老酒内，再用麻油二匙调服，初用姜、葱、麻油，只用酒服，外贴膏药。凡重伤骨断，先用白花散二分，加巴霜、生军末各一分五厘，三味共五分，酒调服，待瘀血尽，然后用白花散加生军一分，配黄花散八分，红花散六分，黑花散八分，桃花散五分，和匀，酒调服。

护心丹：服此丹免血攻心。金当归六钱，儿茶三钱，雄黄三钱，朱砂二钱，制乳没各二钱，麻皮灰一钱，加皮一钱，木耳灰三钱，共为细末，每服三分，重则五分，糟酒送下。

劳伤煎药方：全当归二钱，赤芍一钱，加皮一钱，骨碎补二钱二分，补骨脂、秦艽各一钱，红花五分，丹参二钱，川断一钱，枳壳一钱，元胡八分，杜仲一钱五，葱白三根，好生酒煎服。

小便下血肚痛方：茯苓一钱，远志八分，枣仁八分，丹皮一钱，黄柏一钱，泽泻一钱，熟地一钱，山药一钱，麦冬一钱，引加芡实米一钱五分。

再服方：泽泻、知母、黄柏、黄芩、丹皮、远志、茯苓、枣仁、熟地、山药、麦冬、莲须各一钱，青黛八分，引加芡芡米一钱五分，水煎服。

诸骨损伤医治法：凡天井骨受伤，务先将其骨摩平，然后内服紫金丹，外以骨碎补末和粥而敷之，一日一换即愈。如伤轻，外贴药亦可。左右肋骨伤损，此处难以缚扎，用手摩平，或用骨碎补末和粥乘热敷之，或外贴膏药亦可，内服紫金丹以治之。

小膀两骨，一根断者，治之易；两根断者，治之难。藕劈者易，平断者难。务必摩平扪紧，外用杉木皮二片夹住，缚扎如式，内服紫金丹，加桂枝末服之。

脊骨断者，宜先用银包子树根皮洗净烘干，研末，每服一钱，轻则七八分，用生酒冲服，以醉为度，盖被取汗，再用手摩平其骨，然后取壁上蟢子，连窝七个，捣如泥，分作上丸，以浓茶煎服，切勿见风，其骨自接，重则再加一服，屡试屡验，或则服紫金丹亦可。

脚骨损伤打碎，宜先用千层塔草，生酒煎服，或劳伤亦可服。如服一二日后，再用白术、槿花树根及皮捣烂，生酒煎服时，渣敷患处，连进二三服，俱令尽醉，盖被取汗，勿令见风，即愈。无论跌、棍伤俱治。百一人因修祠宇，误被百人负之，大梁滚入右足，其骨尽碎，即死晕而去。予因即用千层塔草，并槿花根皮、白术，三服而愈，平复如初。其脊骨之方，亦其人年六十余，高处跌下，脊骨跌断，即亦前方治之，果验。故集此二方于末，以惠于世，倘一时卒难寻觅，即用紫金丹，再服之亦可。

凡跌伤下部两足者，良如上部，除牛膝。如头上受伤，加川芎；腰加杜仲，名龙虎散。

桂枝二两，五加皮一两，制乳没各一两，鲜红花一两，青木香一两，川牛膝，共晒干，研极细末，用生酒酿冲服，每服五分。凡用药，看症轻重，量受伤之人年纪大小，身体强弱，斟酌而用也可。

一代儒医张杲及其《医说》

一、《医说》对骨伤科临床的贡献

张杲，字季明，歙县人。约生于南宋绍兴二十五年（1155），卒于宝庆元年（1225），享年70岁。

张杲生于世医之家。伯祖张扩师事名医范仲宣、庞安常和王朴，医术精妙，诊脉如神，擅治伤寒，名噪江浙，于京城洛阳声名尤显，人称“神医”。祖父张挥，受业于张扩，切脉精审。父彦仁，承父学，均为一代名医。张杲幼承家传，以儒业医，博览诸子百家之作，凡议论养生、治病、医学传记、典故和传说，均一一采录，于淳熙十六年（1189）汇编成《医说》。其时，张杲刚入壮年，嗣后又经36年之久的补充和修订，于嘉定十七年（1224）定稿付梓。是书明清时曾四次重刊，1984年又影印发行。该书还流传到朝鲜和日本，分别于1488年和1659年刊行。

《医说》凡10卷49门，收录南宋以前名医116人，论及针灸、儿科、妇科、疮痈、骨伤、诊视、医学典故、传说、诸科奇疾，无不搜罗，取材丰富，涉及面极广。所录资料，多注明出处，可供依据。诚如《四库全书总目提要》所云："取材既宽，奇疾险症，颇足以资触发，而古之专门禁方，亦往往在焉。"在体例上，先介绍原书所说，再附已之临床实际体会于后，对后人治病颇有启示作用，是我国现存最早的医案、医话、医学传记和医学文献资料的汇编。《安徽文献书目》称《医说》为"不世之作"，有"医林之珍海"之美誉。

《医说》收录了许多南宋以前民间治伤的故事。其一云："道人詹志永，信州人。初应募为卒，隶镇江马军。二十一岁，因习骁骑坠马，右胫折为三，困顿且绝。军帅命舁归营医救，凿出败骨数寸，半年稍愈，扶杖缓行。骨空处皆再生，独脚筋挛缩不能伸，既落军籍，沦于乞丐。经三年遇朱道人，亦旧在辕门，问曰；'汝伤未复，初何不求医？'对曰：'穷无一文，岂堪办此？'朱曰：'正不费一文。但得大竹管，长尺许，钻一窍，系一绳挂于腰间，每坐则置地上，举足搓滚之，勿计工程，久当有效。'詹用其说，两日便觉骨髓宽畅，试猛伸足，与常日差远。不两月，病筋悉舒，与未坠时等。予顷见丁子章，以病足，故作转轴踏脚用之，其理正同。不若此为简便，无力者立可办也。"《医说》收录的这则故事，说明早在北宋时，我国已能用切除死骨的方法治疗开放性胫骨骨折和骨髓炎并取得成功，亦说明死骨切除后，骨能再生。这是见于医籍的我国最早用手术治疗骨髓类的病案。故事中运用的搓擦法，是一种通过机械按摩、推拿的功能锻炼疗法。这种物理疗法对当今踝关节骨节的恢复仍具有很高的临床使用价值。

从《医说》记载的另一则故事中，还可看出宋代已开始用内消内托的方法治疗痈疽。《卷六》有一故事云：（异人）"授以治痈疽内托散方，曰吾此药能未成脓者速散，已成脓者速溃，败毒自出；不用手挤，恶肉自出，不使刀砭，服之后，痛苦顿减。其法用人参、当归、北芪各二两，川芎、防风、厚朴、桔梗、白芷、甘草各半两，皆细末，另入桂末一两，令匀。每以五钱热酒调服，以多为妙，不能饮者，木香汤调下，然不若，酒服为奇。”所谓的异人所授的内托散，是刘涓子的排脓内塞散（去附子），《太平圣惠方》名为排脓生肌散。现代中医治疗骨髓炎、骨结核，主要也还是采用内托内消的方法，以达到扶正祛邪的目的。

张杲在《医说》中还论及筋骨病痿之症，认为“臂细无力不任重，此肝肾气虚，风邪客滞于营卫之间，使气血不能固养四肢，故有此证。肝主项背，肾主腰肢与脚膝……此乃肝气偏虚，宜补肝补肾。”（卷三）

此外，《医说》还收录了一些治疗跌打损伤的医案医话，其中不乏一些诸如灵龟献奇方治伤折的神话故事。所录之奇疾险证，可供后人临床治疗参考，具有一定的史料价值。

二、《医说》骨伤科医案医话

（一）治臂臼脱

许元公入京赴省试，过桥坠马，右臂臼脱。路人语其仆曰，“急与捋入臼中，若血渍臼难治矣。”仆用其说，许已昏迷不觉痛，遂就轿舁归邸。或曰：“非某某不能了此疾。”急召之，至已入暮，秉烛视其面曰：“尚可治。”乃施药封肿处，至中夜方苏，达旦痛止。去其封，损处已白，其青瘀乃移在臼上。自是日日易之，肿直至肩背，于是以药下之，泻黑血三升，五日复常，遂得赴试。盖用生地黄研如泥，木香为细

末，以地黄膏摊纸上，掺木香末一层，又再摊地黄贴肿上，此正治打仆伤损及一切痈肿未破令内消云。（《类说》）

（二）龟献奇方治伤折

治腕折伤筋损疼痛不可忍，用生地黄一斤（切），藏瓜（姜糟）一斤，生姜四两（切），炒令均热，以布裹伤折处，冷则易之。曾有人伤折宜用生龟，寻捕一龟将杀，患人忽梦见龟告言曰："勿相害，吾有奇方可疗。"梦中授此方。（《本事方》）

（三）打仆伤损

打仆伤损，瘀血凝滞，气因不行，关窍皆不通，大便秘闭。壮者可服洗心散，老弱者可服七圣槟榔丸。凡有此证，须问脏腑所打处疼痛。若伤处大痛，大便三两日不通，然后可下前二药；若大便不闭，伤处不甚猛痛，则不可服，宜服没药、乳香、当归之类。（《医余》）

又：长安石史君尝至通衢，有从后呼其姓第者"吾无求于人，念汝有难，故来救汝。"出一纸卷授石曰："有难则用之，乃治折伤内外损方书也。"明年因趋朝，坐马为他马所踢，折足坠地又踢，一臂折。家人急合此药，且濯且裹，至夜半痛止后，手足皆坚牢如未伤时。方本出《良方》，用川当归、铅粉各半两，硼砂二钱，同研令细，浓煎苏木汗，调服一大匙。损在腰以上，先吃淡粥半盏，然后服药。在腰以下，即先服后食，仍频频呷苏木汁，别作糯米粥入药末拌和摊纸上，或绢上，封裹伤处。如骨碎用竹木夹定，仍以纸或衣物包之，其妙如此，故表而出之。

又；汀州沥口市民陈公，诵观音甚诚。庆元初出行颠折一足，忍痛叫菩萨。越三昼夜，梦一僧拄杖持钵登门问所苦。陈曰："不幸折一足，贫无力访医，只得告佛。"僧曰："不用过忧，吾有一方接骨膏正可治汝。使买绿豆粉于新铁锅内炒，令呈紫色，旋汲井水调成稀膏，然后厚敷损处，须教遍满，贴以白纸，将杉木缚定，其效如神，不必假它剂也。"语讫，僧忽不见，陈亦寤。如方修制，用之则愈。

又：绍熙五年秋，湖口人林四，因日暮驰马颠坠折一足，骨断，招外医莫肯治，经旬痛甚。偶一道人过门，闻其声而入视曰："续筋接骨，非败龟壳不可。"此却难得，要生者甚易。道人门："但得壳足矣，生与败等也。"语讫即退。林招众医议之，皆云："一足所缚，多少龟壳灰可办？兹去五里许，江畔一大龟，身阔二尺，常蜷伏泥中，捕而脱其壳，烧灰敷损处，计其收效，贤于小者百数也。"时已昏暮，未暇遣仆。半夜后，邻室张翁者，梦乌衣人来访，自称为江畔老龟，哀投甚切云："林四折足，医欲杀吾取壳以疗伤，望一言救护。"张谢曰："老夫愚钝，如何施力？"乌衣云："只烦丈人诣林氏谕众医，曰往日尝有龟传一方于人而赎命者。用腌藏瓜糟敷断处，次将杉板夹缚定，方书亦尝载记，如更增赤小豆一味拌入糟中，然后板夹，不过三日即十全安愈，愿翁使为告之，异日当图报。"遂去。黎明张如所诫，林与医皆喜而从之，应期而验。（《类编》）

（四）热葱涕愈伤指

崔给事顷在泽潞与李抱真作判官，李相方以球杖按球子，其军将以杖相格，乘势不能止，因伤李相拇指并爪甲擗裂。遽索金疮药裹之，强坐，频索酒，饮至数杯已过量，而面色愈青，忍痛不止。有军言，取葱新折者，便入煻火煨熟，剥皮掰开，其间有涕，取损处，仍多煨取，续续易热者，凡三易之，面色却赤，斯须云已不痛，凡十数度易热葱并涕裹缠，遂毕席笑语。（《本事方》）

（五）打仆伤

自然铜，有人饲折翅雁，后遂飞去。今人打仆伤，研极细，水飞过，同当归、没药各半钱，酒调顿服，仍以手摩痛处。（《本草衍义》）

（六）蹴秋千坠损

宣和中，有一国医，忽乘快行宣押，就一佛刹医内人，限目今便行。鞭马至，则寂未有人。须臾，卧轿中扶下一内人，快行送至，奉旨取军令状，限日下安痊。医诊视之已昏死矣，问其从人皆不知病之由，惶恐无地。良久，有二三老内人至，下轿环而泣之，方得其实。云：因蹴秋千自空而下坠死。医者云：打仆损伤自属外科，欲申明又恐后时参差不测，再视之微觉有气，忽忆药原中有苏合香丸，急取半两于火上焙去脑麝，用酒半升研化灌之，至三更方呻吟，五更下恶血数升，调理数日得痊。予谓正当下苏合香丸，盖从高坠下，必挟惊悸，血气错乱，此药非特逐去瘀血而又醒气，医偶用之，遂见功效。此药居家不可缺，如气逆、鬼邪、殗殜、传尸、心痛、时疾之类皆治，良方载其详，须自合为佳耳。（《本事方》）

（七）治金创

周宗班缘捕海寇，被寇以提刀砍伤，血出不止，分明筋如断，骨如折，用花蕊石掩之，血不止，痛亦不定。有兵士李高言：“某在军中被人中伤欲死，见统领与药一贴名紫金散，掩之血止痛定，明日疮靥如铁，遂安，又无瘢痕。”后告统领求此方，只用紫藤香，瓷瓦镰刮下，石碾碾细敷之，救却万千人也。（《名医录》云，紫藤香即降之最佳者）

又：温州有匠人造屋失脚坠地，地上有铲头竖柱旁，脚玄被伤，血如涌出。村中无药，有僧道光于门扇上撮得埄尘掩定，血止痛定，两日便靥坚。问道光埄尘如何治得金疮？曰：“古人用门桯尘者，此也。”

江瓘《名医类案》论治骨伤

一、第一部综合性的医案

江瓘，字明莹，号篁南子，歙县篁南（今南溪南）人。生于明弘治十六年（1503），卒于嘉靖四十四年（1565）。

江瓘幼入县庠，14岁时母亲暴病身亡，后其又患呕血症，延医数十人均无良效，遂研医书，自治而愈。乃弃儒学医，精研医籍，医术日进，远近闻名。受《褚氏遗书》“博涉知病，多诊识脉”一语之启发，自感“山居僻处，博历何由”，于是遍览医典，参阅自《史记》至明代文献百余种，收集上自扁鹊、淳于意、华佗，下至元、明诸名家医案，历时20年，于嘉靖二十八年编成《名医类案》，未予刊行。江瓘去世后，其子应宿秉承时任贵州左布政使的叔父江珍之命，继承先父遗志，历游吴、越、齐、楚、燕、赵，足迹遍及半个中国，博采先贤医案和奇验之方，对此书予以增补，并将其父及本人医案分类附后。用时19年，五易其稿，于万历十九年（1591）付梓问世。

《名医类案》共12卷，分205门，包括内、外、妇、儿、五官、伤科治验等，案例甚多，内容十分丰富，引用资料忠实于原著，又随附己之评论，成为我国第一部总结历代医案的专书。《四库全书提要》称其书中注说“多所驳正发明，颇为精当。虽有骛博嗜奇之处，然亦为法式者，因十之八九亦成医之法律矣”。

是书收集了很多名医治伤奇验之案例，现选介于后。

二、从案例看骨伤科治法

（一）补气活血法治跌伤案

丹溪治一老人坠马，腰痛不可转侧，脉散大，重取则弦小而长。朱曰：恶血虽有，不可驱逐，且补接为先。用苏木、参、芪、芎、归、陈皮、甘草，服半月，脉散渐收，食进，以前药调下自然铜等药，一月愈。

一人因结屋坠梯折伤腰，势殊亟……以乳香饮。其方：用酒浸虎骨、败龟、黄芪、牛膝、萆薢、续断、乳香七品……服之一旬愈。

（二）振拍消瘀血案

游让溪翁云：被廷杖时，太医用粗纸，以烧酒贴患处，手拍血消，复易之。又用热豆腐铺在紫色处，其气如蒸，其腐紫色即换，须俟伤处紫色散后转红为度，则易愈矣。

（三）腰腿痛案

汪石山治一妇人，年逾五十，病左脚膝挛痛，不能履地，夜甚于昼，小腹亦作痛。诊其脉浮细缓弱，按之无力，尺脉尤盛，病属血衰。遂以四物汤加牛膝、红花、黄柏、乌药，连进十余帖而愈。

（四）筋骨痿案

一人软风不能行，以草乌白大者去皮脐，木鳖去壳，白胶香、五灵脂各三两半，斑蝥一个，去头、翅、足，醋煮为末，用黑豆去皮生杵取粉一斤，醋糊其溲，杵为丸，如鸡头大，每服一丸，温酒磨下，不十日立效。专治心、肝、肾三经，通小便，除淋沥，通营卫，滑经络。此方传自净因，寺僧得之，兼治筋骨痿……三五服奇效。

（五）骨疽案

一妇人年二十余，素清弱，左手背骨渐肿，二年后溃，而脓水清稀，患处色黯，连背发肿，形体愈瘦，内热脯热（午后潮热），自汗盗汗，经水两月一至。朝用归脾汤，夕用逍遥散，患处背频用葱熨。两月诸症渐愈，疮出一骨。仍服前药，又三月，前后用三百余剂，喜主母体恤，及愈。

一少年天寒极劳，髂骨痛。两月后生疽，深入骨，卧二年。取剩骨（死骨）而安，此寒转热也。

（六）颈椎病案

江篁南治一妇人，年近四十，寡居数年，因劳役倦怠，忽项强难转，而手不能运上头，渐次足疼，莫能移步，不嗜食，呕恶，微咳稠痰，肌体清癯，经事不甚愆期，屡医，经年不效。江诊之，右脉浮损小而数，或三五不调，左稍大而涩，按之无力，曰此痿症也。经云，诸痿起于肺热，又谓治痿独取阳明，盖肺主气，病则气膹郁。至于手足痿弱不能收持，由肺金本燥则血液衰少，不能营养百骸故也。阴明者，胃也。胃主四肢，又五脏之腑之海也，主润宗筋，能束骨而利机关也。阴明虚则宗筋弛纵，故手足痿而不用也。痿兼湿重者，则筋缓而痿软；兼热多者，则筋急而作痛状，与柔风脚气相类。柔风脚气皆外所因，痿则内脏不足之所致也。此妇聪慧勤劳，孀居多忧，血液虚耗，故致此疾耳。丹溪云，断不可治也。此正合东垣清燥汤症，但脉体甚虚，多为杂治所误。乃以参、芪、归、术、茯苓、生地、麦冬、香附、黄柏、知母、甘草煎服，二十余日稍愈，间服清燥汤两月而愈。

汪绂《医林纂要探源》与治伤验方

一、汪绂及其名著《医林纂要探源》

汪绂，初名烜，字灿人，小字重生，号双池，婺源县北乡段莘里人。生于清康熙三十一年（1692），卒于乾隆二十四年（1759）。

汪绂为明代户部尚书汪应蛟四世孙，后家道渐贫，其父汪七极出游不归，母江氏贤惠且博通经史，授以四书五经，八岁即成诵。母卒后，漂泊于江、赣、闽等地，以画瓷、舌耕度日，后授学于浦城，课余旁览百家之作，于六经、星历、地志、律吕、阵法、阴阳、医卜、术数等，无不精心研究，勉力著述，著有《易经连义》《诗经诠义》《四书诊义》等27种200余卷。

汪绂不仅在经学、历法、地志、音乐等诸多方面有所成就，在医学上也有造诣。其设教于休宁兰渡时，因感医书汗牛充栋，病其说支离且纷，乃博采《灵素》之旨及各家之说，取其精华，于乾隆二十三年辑成《医林纂要探源》和《药性》两书。《探源》于道光二十九年（1849）和光绪二十三年（1897）

两次刊行。《安徽文献书目》称，“汪绂之作，对祖国医学有其贡献。”

《医林纂要探源》10卷，其中“诸伤部”收集了许多内服经方验方，每方之后均有方解。如生姜胶艾汤用于治疗内伤五脏、吐血积血及金创致内绝者，方解云：广跌伤斗伤则气血皆伤，阴阳交乱。君芍药所以敛其气而萃其血也，艾叶、生姜以复其阳（性皆守于下而不散），生地、当归以滋其阴（生地以生血，止妄血，当归使血各归其经），川芎以行其气，阿胶以澄其瘀，甘草以和之，阴阳理而气血可复。又如对高祖太傅清简公为天津巡抚军门所制的军门方，方解道：“凡受伤者，有形之血伤为多，故君当归（且使血各归经，不致涌吐）；血伤则瘀，瘀则生热，故臣以大黄（使瘀热下行）；伤其枝必伤其本，故韭菜子以复元阳（且续其生气）；生熟蒲黄、桃仁、红花、茹藘，皆所以理血；陈皮、厚朴、枳壳，皆所以理气；甘草以和中，气调而血始不乱。”方解言简意赅，后人使用胸有成竹。

书中录医案一则、台州狱吏悯一大囚，囚感之，因言：“吾七犯死罪，讯拷，肺皆损伤，至于呕血。人传一方，只用白芨为末，米饭日服，效如神。后其囚凌迟，刽者剖其胸，见肺间窍穴数十处皆白芨填补，色犹不变也。”白芨治疗跌打损骨节、伤腑脏、积瘀血确有良效，因白芨具有敛正气、散瘀血作用。

二、《医林纂要探源》论诸伤治法

（一）治跌打损伤

（此系军门方，高祖太傅清简公为天津巡抚军门所制）

当归二钱，大黄（量人体之厚薄、伤之轻重酌用）自一钱、钱半、重者至三钱，韭菜子一钱，能复元阳，滋阴血，生蒲黄一钱，以行血，熟蒲黄一钱，以养血，茜草根一钱，一名地血，俗曰地苏木，《诗·郑风》“茹藘在阪”，即此草。可染绛，能去瘀生新。桃仁八分、红花八分，皆以理血，陈皮一钱、厚朴一钱，皆以理气，枳壳八分，以破结血而实逆气，且能敛阴，甘草炙八分，以建中而和气血，水一碗，酒一碗，同煎至一碗服。

凡受伤者，有形之血伤为多，故君当归（且使血各归经，不致涌吐）；血伤则瘀，瘀则生热，故臣以大黄（使瘀热下行），伤其枝必伤其本，故韭菜子以复元阳（且续其生气）；生熟蒲黄、桃仁、红花、茹藘，皆所以理血；陈皮、厚朴、枳壳，皆所以理气；甘草以和中，气调而血始不乱。

（二）续绝汤

治跌折骨断及骨榫不合者。须摸骨犊定，用杉木板将绳紧绑，勿使偏斜歪曲，又加布扎住，无使动摇，然后可以服药，内外合治。

当归一两，大黄五钱，生地黄一两，白芍药一两，败龟板一两（醋炙为米），牡丹皮三钱，续断二钱，牛膝三钱，桃仁二钱，红花二钱，乳香二钱，没药二钱，羊踯躅一钱（即黄杜鹃花），六剂，水煎服。此以活血祛瘀，使骨自合耳。愚意当加炮附子三钱，炮生姜二钱，以回其阳气，血始生而后骨可续。且跌折之际，楚痛入心，须先服蜡矾丸为妙。

（三）续绝膏

接骨用以外治者。当归二两，生地黄一两，牛膝一两，续断一两，地榆一两，小蓟一两，茜草一两，木瓜一两，党参一两，白术一两，川芎一两，刘寄奴一两，红花一两，黄芪一两，甘草梢五钱，杏仁三钱，柴胡三钱，荆芥穗三钱，皂角一钱，桑树枝四两，麻油三斤。入药熬数沸，用绵滤去渣，再熬，滴水成珠。加黄丹水飞过（一斤四两），收为膏，再加乳香三钱，没药三钱，自然铜三钱（醋淬，烧七次为末），花蕊石三钱（火煅，研末，水飞过），血竭五钱，海螺蜡五钱，白蜡一两，共为细末，乘膏未冷投入，桑枝搅匀，起贮瓷罐中。用时以火烊化，摊布上，每张约一两重。

（四）续绝丹

跌打，外有破伤如此，否则不用。人参一两，乳香一两，没药一两，海螵蛸一两，樟脑一两，琥珀一钱，孩儿茶一两（研），三七一两（炙，研），木耳一两（烧存性），古塘石灰二两，紫石英二两（火煅，醋淬七次，为末），生甘草五钱（剉细末），麝香三钱（研），冰片三钱，自然铜一钱，象皮三钱，土狗二个（炙，研），土鳖（干者）一钱（炙，研），花蕊石三钱，血竭二两，共为细末，和匀，贮小口瓷罐，蜡封待用。用时约撒三钱于膏药上，贴伤处。

此膏此丹，用之自当有奇效，但多珍异，难猝办，然折骨非常药可愈，而此方尚不至有用孩儿骨、人胎之残忍也。

近方只用虎杖根（一名鸟不踏）、捣当归、酒糟、红曲，焙热敷伤处，亦多有效。

（五）升降饮

治跌打受伤，去瘀血。韭菜汁（能补元阳，滋阴血，鼓舞生气，自下而升）、童便（能补少阴，决三焦，涤荡瘀热，自上而降），和酒少许饮之。

此一升一降，阴阳理而瘀血自行，且能滋补正气，而至易至简，勿以贱忽之（伤轻者只宜此方，不必如续绝汤之诧异。又凡鸡屎白、乌蒜、赤芹、土三七亦皆治伤折）。

（六）葱蜜掩

外敷伤处。生葱（连根叶，本震木之气，能自下而达于上，气行则血从，气血流通，则骨节自合。故葱涕本能去伤，又其性多汁而稠粘也）、白蜜（生用，得芳露之英，能自上而究于下，以滋血而养气，调荣卫，通经络，其性滋润，胶粘能透关节），合捣和匀，厚封伤处。

此亦一升一降之用，而葱、蜜相反者也。唯相反故不可内服，服之杀人。兹则用其相反，以上击下拂，怒掣奔腾，则关节自通，而离者以合矣。以此封伤处，内必作热，作热则气血酿而骨自合，不必如续绝膏之诧异也。

（七）大冶汤

治金疮及杀伤而气未绝，血流过多，血泼欲死者。凡去血多必渴，刀伤作渴，切忌令饮水，以血伤虚火，灭其火则气绝。当归四两，生地黄三两，元参三两（此三味滋阴、补血、去热之主药），人参二两，麦门冬一两，白术五钱，生甘草三钱（此三味补气以帅血，气充而后血滋。不用黄芪者，芪行卫气，恐使血外行反不得止也），地榆一两，三七五钱（此二味以止血），续断五钱，刘寄奴三钱，乳香三钱，没药三钱，花蕊石二钱（此五味皆以护里止血，去瘀生新而长肌肉），约分六剂，水煎服。血冲心，加生、熟蒲黄；破血伤风，加防风、荆芥，炒黑用；如刀箭有毒，则加黑豆、炙甘草。

此为金伤垂绝者治，故大补其气血，而加以止血、除热、去瘀生新、生肌止痛之药，如大冶铸金，合之而可无衅漏也。或云此方始传自楚中大冶县故名。

（八）鼠璞散

治金伤出血。鼠璞（小鼠初生未出毛者）、古塘石灰（研细，大黄炒，去黄用，独用此亦止血生肌），合捣如泥，阴干，更研细，敷伤处。

此能止血去瘀（石灰），生长气血、筋骨、肌肉（鼠璞），药贱而功大。受伤非殊绝者，只此可治。

又方：海螵蛸末敷伤处，血立止。

又方；白月季花，干研敷。

又方：原蚕沙末敷。

又方：水蜡烛罨之。

名扬皖赣的祁门胡氏伤科

一、胡氏伤科，代有传人

祁门胡氏伤科，指今祁门县雷湖乡胡显君祖孙四代所从事的中医伤科。100多年来，胡氏伤科名扬皖赣两省。

祁门胡氏伤科肇始于胡显君。胡显君，祁门县雷湖人，生于清道光十三年（1833），卒于光绪十八年（1892）。他自幼喜爱拳术，常以拳会友，为人仁厚，平素乐善好施。一日，有一道士逃荒经雷湖，贫病交加，奄奄一息。显君百般看护，待如家人。道士临终时，取出《少林寺张大周秘传良方》授予显君，以报看护之恩。显君如获至宝，日夜研习，深得其旨，医名渐播，著有《少林跌打内外伤秘方》传世。

胡茂忠，显君之子，生于清同治十二年（1873），卒于1947年，享年74岁。茂忠继承父业，擅长于手法整复四肢骨关节脱位及运用新鲜中草药治疗跌打损伤。家中开有磨坊、油坊和糕饼坊。为人乐善好施，治伤常分文不取，村人称之为“死老板”，足见其仁义。著有《跌打伤科》。

茂忠之子胡友来（1928—1988），幼受庭训，在父亲及严师胡君怀督教下，习儒学医，曾五次随父检骨，学习掌握古典人体骨骼解剖知识。擅长骨伤科，精于妇科和肿瘤科，在中草药治疗肿瘤的探索上取得了一定成绩。其治学主张“勤求古训，博采众长，精在明理，知在所行”。一生勤于实践，孜孜以求，谦虚谨慎，是徽州地区德高望重的名老中医，在皖赣两省均享有较高的名誉。先后任省骨伤推拿学会理事，县中医学会副理事长及名誉理事长，县一、二、三届政协常委。

胡永久，胡友来长子，生于1962年。自幼随父学习中医骨伤诊疗技术，先后毕业于黄山高专和安徽中医学院中医系，擅长中医正骨，在黄山市乃至全省独具特色，对骨科各级各类手术具有丰富的实践经验，获省、市、县科技成果奖8项，著有《骨伤治验》，与人合纂有《少林伤科》《伤科集成》。曾任祁门县人民医院院长、副主任医师，祁门县中医院副院长，为省康复医学会脊髓损伤专业委员会委员、省颈椎病防治委员会首届委员、县中医学会副理事长、市中医学会和新安医学研究会理事。

雷湖胡氏伤科受少林伤科学派的影响，主张按穴施药。胡显君《跌打内外伤秘方》云：“……一身之穴道关生命之存亡，上中下三部，或经络，或脏腑，一身之节，俱是穴道。”按穴施药，“如穿杨之箭，百发百中，应若神仙耳”。胡氏用药，强调“必须速早”，只有早治才能起死回生。胡氏用药以十三味煎药方为主，辨穴加减。胡氏常用的正骨手法有触摸、拔伸、捺正等，依据不同骨折的整复需要选用，通过有效的手法，以纠正骨折的移位。对捺正一法，要求不时转动，以保证骨折两端的吻合。在实施手法时，强调要用“活力”，不用“暴力”，尽可能达到“机触于外，巧生于内，手随心转，法从手出，法之所施，使患者不知其苦”的境界。

对于骨折的治疗，胡氏强调筋骨并重，辨证施治，从全身着眼，在照顾整体的前提下，重视局部的治疗。胡显君云：“人体是一个整体，一脉不和则周身不遂；某部骨折，必然损伤筋脉，累及气血，影响全身。”他认为“筋与骨关系极为密切，大筋联络关节，小筋附于骨外而相互联系。故骨折、脱位必同时伤筋，而闪挫扭伤亦必伤骨”，非理筋不能使骨复位。故在处理骨折整复之前，必须认清骨折移位的情形，确实因筋牵拉所造成的移位位置，顺其相反方向整复，使移位骨折“复归于旧也”。

受汪机等新安医家“肾实则骨有生气”理论的影响，胡氏伤科认为筋骨损伤后期出现骨疏筋痿、关节屈伸不利，与肝肾有关。因肝主筋，肝藏血，肾主骨，肾藏精，精生髓，髓养骨，所以骨折后期要注意肝肾的调补，结合食疗用补益肝肾之药，促进患者康复。

为了检验手法正骨的效果，在无现代科学仪器验证的历史条件下，胡氏曾多次对殁后的骨伤病人进行检骨，以了解骨折整复和愈合的情况，把传统的正骨手法与现代骨骼解剖结合起来，体现了胡氏在医学上的科学态度。

对于骨折手法整复后的固定，胡氏主张动静结合，就地取材，以杉树皮为主，按患者骨折部位的生理弧度，制成符合肢体要求的各种夹板，既使患者感到舒适，且固定作用可靠。

二、胡氏传《少林寺张大周秘传良方》

一治跌打全身，八宝丹回生，不论新旧损伤都可神效：神金百张，须桂八钱，参须一钱，元寸八分，孩儿骨二两，人参七两，广木香二钱，尖头蛤蟆八斤，用瓦焙干，共研细末，白水冲服。

打碎天门界，搽药方（研末）：龙骨一钱，元寸五分，炉甘石一钱，轻粉一钱，血丹一钱。

打伤吐痰并血：全红一钱，三七一钱，红花一钱，归尾一钱，乳没（各）一钱，桔梗一钱，碎补一钱，炮姜一钱，八棱麻一钱，枳壳一钱，用童便、广木香调服。

打伤吐水并血：碎补、天冬、丹参、田七、白菊、丁香、乳没、甘草、土鳖、白芷、红花、归尾，每味各二钱，用童便、陈棕烧灰为引。

打伤左右胫骨痛：牛膝二钱五分，木瓜二钱五分，风藤二钱五分，全归二钱二分，乳没二钱二分，桂枝二钱二分，八棱麻二钱二分，防风二钱二分，三七二钱二分，川芎二钱二分，白芷一钱二分，米酒引。

打伤吐血，四肢不安：白术一钱，香附一钱，神金十张，乳没二钱，川芎一钱，泽泻（炒）一钱，三七一钱五分，羌活八分，六红一钱，当归一钱，生石灰一钱，童便引。

打伤右腿，睡坐难安，疼痛：牛膝、碎补、甘草、乳没、红花、木瓜、土鳖、功劳、广木霄、苡米各二钱，用水酒引。

打伤两腿，筋骨不能行动：川牛膝、尾参、红花、桃仁、三七、乳没、碎补、八棱麻、土鳖、加皮、归尾各二钱，水酒为引。

破脑见风，头面肿痛，双眼紧闭：白芷、碎补、乳没、芍药、安边、土鳖、红花、丹皮、生地、升麻、三七各二钱，不用引。

打伤肚子，面目朝天，痛：白芍、田七、木瓜、桔梗、红花、当归、青皮、益智、乳没、丁香各二钱，水酒为引。

打伤左右两耳：茜草一钱，苍耳一钱，乳没二钱，三七一钱八分，乌药二钱，碎补二钱，甘草八分，八棱麻一钱，菊花一钱，元寸二钱，红花一钱二分，升麻一钱，当归一钱，葱白尖、水酒为引。

打伤左腿，靠坐不安：川牛膝、木瓜、巴戟、加皮、当归、红花、三七、广七、土鳖、碎补、乳没、甘草各一钱。

打伤妇女动胎，鲜血流出：前胡、砂仁、黄芩、香附、茯苓、川芎、乳没、炙芪、碎补、双皮、三七、甘草各二钱，荷叶蒂七个，艾叶引。

打伤发狂，手足乱动，不知痛：神辰、远志、小蓟、三七各二钱，神金、碎补、安边、李仁各一钱，枣子、胆星、红花、桃仁各五分，葱白、猪心血为引。

打伤背膀并痛急：八棱麻、故纸、碎补、甘草、三七、北细辛、乳没、土鳖、茜草、红花、益智各二钱，水酒为引。

打伤呕粪翻肚，四肢伤重：炮姜、白芍、红花、三七、碎补、蛤蟆、乳没、木香、丁香、神金、柿蒂各二钱，童便为引。

打伤腰，锐通气闭：自然铜、土鳖、红花、故纸、三七、大黄、杜仲、茜草、功劳、木香各二钱，水酒为引。

打伤屁股骨疼痛：自然铜、虎骨、桃仁、加皮、三七、巴戟、红花、碎补、乳没各二钱，水酒为引。

打伤口角脱笋，疼痛难安：升麻、白芷、归身、生地、三七、川芎、红花、乳没、甘草、碎补各二钱，火酒为引。

打伤龟头，寸步难移，疼痛：自然铜一钱二分，红花一钱二分，归尾一钱二分，土鳖八个，乳没一钱一分，苡仁一钱二分，三七一钱二分，功劳一钱二分，牛膝一钱二分，加水酒为引。

打伤吐饭，四肢疼痛：炮姜二钱，川漆一钱，乳没一钱，枳壳二钱，杏仁五分，川朴二钱，红花八分，砂仁二钱，故纸二钱，母丁香二钱，功劳三钱，三七二钱，蛤蟆一个，加童便引。

打伤断腰，坐卧难安：杜仲、碎补、羌活、血竭、孩儿骨、八棱麻、故纸、红花、虎骨、三七各二钱一分，加生水酒为引。

打伤大便下血，腹内痛：槐角、牛膝、石耳、地榆、自然铜、红花、槐米、木通、乳没、三七各一钱，加木香为引。

打伤口吐清水，身痛难安：良姜、白芍、乳没、自然铜、红花、丁香、碎补、当归、加皮、甘草、三七、炮姜各二钱，加水酒为引。

打伤眼目青肿，出血破皮：三七、丹皮、防风、菊花、红花、升麻、碎补、赤芍、甘草、白芷、三七各二钱，不用引。

打伤干噁带呕，身痛：自然铜、炒桂枝衣、白菊、乳没、巴霜、甘草、火黄、碎补各二钱，三七一钱一分，茜草一钱八分，红花二钱，丁香二钱，不用引。

打伤面肿头痛：防己二钱，赤芍二钱，三七二钱，碎补二钱，红花一钱，然铜二钱，白芷一钱，黑芥一钱，防风二钱，升麻一钱，僵蚕一钱，当归一钱，加生水酒为引。

打伤千金穴，吐痰痛：接骨草二钱，乳没一钱，碎补二钱，桃仁一钱，升麻一钱，土鳖二钱，全归三钱，母丁香二钱，红花八分，三七一钱，功劳二钱，加火酒为引。

打伤全身黑并肿，痰涎谵语，不知人事：自然铜、琥珀、乳没、功劳、刺蒺藜、木香、桃仁、孩儿骨、三七、桂枝、红花各二钱，当归一钱五分，碎补五钱，童便引。

打伤腰连背上痛，出汗，口渴：杜仲三钱，小茴二钱，碎补一钱，花粉一钱，三七一钱，麦冬一钱，红花一钱，防风二钱，土鳖一钱，故纸二钱，乳没一钱，川牛膝一钱，加生水酒为引。

打伤头目疼痛：甘草八分，乳没二钱，红花八分，故纸二钱，然铜三钱，三七一钱，菊花三钱，土鳖一钱，碎补二钱，茜草一钱，升麻二钱，加生水酒为引。

打伤胸口中疼痛，气闭难过：木香一钱，功劳一钱，甘草八分，碎补二钱，茯神一钱，甘松一钱，三七一钱，归尾三钱，然铜二钱，红花八分，乳没二钱，新象皮一钱，土鳖二钱，水酒引。

兵官箭伤，疼痛出血：白花一钱，荆芥八分，防风八分，京赤芍八分，乳没一钱八分，银花二钱，窨孙一钱，甘草八分，葱白引。

刀口伤，兵营箭伤：三七、孩骨、白蜡、龙骨、甘石、轻粉、石脂、血丹、象皮、乳没，共研细末和匀。

兵营刀伤：土茯苓二钱，黄芩二钱，银花二钱，赤芍一钱，乳没二钱，花粉二钱，白芷二钱，甘草一钱，窨孙一钱，不用引。

刀口伤者：血丹、血竭、虎骨、松香、白芷、乳没、儿茶，共研末。

吊起打伤：广皮、青皮、三七、木香、故纸、土鳖各一钱，人参、全红、碎补、乳没各二钱，枳壳八分。

受刑夹棍：早信丹一两，孩骨一钱，巴戟五钱，菟丝三钱，海石八钱，琥珀一钱，共研末，冲酒。

打板子伤者：姜黄八钱，炙阳起石一钱，红花一钱，白芷二钱，早信丹一钱，归身一钱，研末，酒水冲服。

砖头打伤人：羌活二钱，升麻二钱，乳没一钱，防风二钱，白芷三钱，三七一钱，然铜二钱，红花一钱，巴戟一钱，川芎一钱，化血丹二钱，加水酒为引。

拨铳子药方：杏仁、磁石、蓖麻仁各一两，共研末，用箭猫油擦伤口。吃水药方：银花、甘草、生芪、白芷、赤芍、蛇蜕、生神皮、荆芥、川连各二钱，不用引。

打破全身骨，破皮出血：碎补三钱，牛膝一钱，乳没二钱，血竭三钱，红花一钱，桃仁二钱，三七三钱，当归一钱，土鳖二钱，木香一钱，然铜三钱，功劳二钱，桂枝一钱，加童便为引。

打断两手，井穴疼痛：桂枝、功劳、乳没、碎补、北防风、归身各三钱，三七、红花、生地各一钱，水酒引。

骑马跌伤疼痛：桂枝、牛膝、乳没、土鳖、故纸、三七、红花、碎补、秦皮各二钱，水酒引。

脚踢伤妇女阴门并小肚，流血昏晕：阿胶、黑蒲黄、土鳖、珍珠、三七、安边、升麻、神金、乳没、茄根、蛤蟆、孩儿骨各二钱，不用引。

打伤，半身不知痛，口不能言：孩儿骨、土蛤蟆、广木香、琥珀、三七、元寸、远志，共研细末，开水冲服。

打伤男子并小肚疼痛：川芍、当归、珍珠、人参、神金、功劳、红花、然铜、三七、牛膝、加皮、乳没，各用二钱，加水酒、童便为引。

锄头打伤，两目翻白：大茴、小茴、牛膝、白芍、归尾、广皮、碎补、青皮、贝母、乳没各一钱，水酒引。

烟枪烧面，并手破皮青，火打铳烧：银花三钱，黄芩二钱，炒枝仁一钱，赤芍二钱，大黄一钱，白芷一钱，黄柏二钱，加安乐叶一两为引。

水浸，人未绝气，救起回生，再服此药：麻黄三钱，桂枝二钱，当归三钱，玉花一钱，苍术二钱，羌活二钱，川芎一钱，肉桂一钱，附片一钱，葱白为引。

打伤鼻子，痛不可忍：龙骨一钱，升麻二钱，八棱麻二钱，归身三钱，红花一钱，乳没二钱，巴戟一钱，然铜一钱，骨碎补三钱，三七一钱，甘草一钱，防风一钱，加水酒为引。

打伤下身，痛不能言语：羌活二钱，碎补二钱，桔梗二钱，独活二钱，乳没二钱，升麻一钱，三七一钱，加皮一钱。

打断两腿骨，疼痛难安：苡仁米、木瓜、加皮、红花、归尾、然铜、川牛膝各二钱，桃仁、虎骨、土鳖、乳没、孩骨、三七各一钱，加水酒为引。

打断腰骨，疼痛难安：当归三钱，六汗、乳没、功劳、桃仁、三七、碎补、杜仲、然铜各二钱，阿胶、故纸、川芎各一钱，加童便、水酒引。

打伤骨，受风，痛难安：茯苓二钱，川芎一钱，熟地三钱，乳没二钱，秦艽一钱，安边一钱，杜仲一钱，苍术二钱，川桂枝二钱，故纸二钱，乌药二钱。

打伤两乳，痛难安：防风、青皮、八棱麻、碎补、杏仁、当归、红花、桔梗、枳壳、三七、川芎、乳没各用二钱，加水酒为引。

打伤割断脚筋，接筋骨：孩骨一两，龙骨二钱，象皮八钱，乳没四钱，血丹二钱，生南星五钱，共研末，外用杉木皮捆扎，白布捆扎，七日好。

治解吃毒药人，急救回生：用绿豆七合，甘草一两，煎水服神效。

屋宇打伤，不论新旧骨肿，皆效：故纸、桂枝、乳没、红花、三七、牛膝、巴戟、加皮、杜仲、肉桂、碎补各二钱，加水酒为引。

斫树木打伤，压倒在地气闭：乳没、红花、加皮、沉香、三七、全（橘）红、木香、桃仁各二钱，水酒引。

打伤，血肚内作胀、浮肿、气喘、痰嗽：茯苓皮、红花、三七、甘遂、乳没、郁金、红曲、姜黄、防己、杏仁、苏木、枳壳、川朴各二钱，芡实一钱。

老虎咬伤：银花、细辛、白芷、荆芥、僵蚕、百合、黄柏、甘草各二钱，黄豆为引。

虎咬搽药：珍珠五钱，琥珀二钱，白芷一两，甘草一两，轻粉三钱，松木毛一两一钱，乳没一两，共研细末，搽之即效。一百二十日之内不能听锣鼓响，否则无救。

蜈蚣虫咬伤：用蜘蛛一个，敷在毒上即止痛；又用鼻屎敷之，即时消肿止痛，神妙。

少林寺传，打断骨不论新旧，通关散急救回生（吹三次不活，不可用治）：北细辛（研末）五钱，猪皂角四钱，荆芥穗一钱，肉桂子二钱，川郁金二钱，明雄黄二钱，大梅片三分，当门子三分，南星二钱，良姜二钱，江子（去油）一钱，法夏二钱。

甘林散，能治通身损伤，更妙：母丁香、琥珀、珍珠、豆蔻、葶苈子、当归、川郁金、白蜡各二钱，然铜（醋浸）三钱，海马（酒炒）一钱，附子一钱，首乌（米水洗，酒伴蒸，晒干）三钱，乳香（去油）一两，肉桂一两，原桂枝一两，朱砂（飞）五钱，神砂（飞）五钱，川膝一两，虎骨（研碎、酒炒）五钱，土木香五钱，研末，每服三钱，用酒冲。

伤受风，治全身，用于体实者：马前子（用童便浸二十一日，去皮、酒拌、蒸黄，土炒七次）一两，枳壳（用童便浸三日，和黄土炒七次）八两，元寸五分，闹羊花（童便浸四十九日，晒干，各炒）五分，朱砂（飞）五分，用酒冲服。如身体实者，加金盘荔枝五钱，颠茄子（酒炒）五钱。

大南山豹专治全身损伤：枳壳（制）四两，安桂五钱，白蜡五钱，川铜（醋浸）五钱，血竭五钱，朱砂（飞）五钱，土鳖三钱，北细辛四钱，母丁香三钱，神砂（飞）五钱，当归三钱，参须三钱，海马（酒炒）二钱，原桂枝一两，乳香一两，蓝田七一两，没药（炒）一两、虎骨一两，人中白三钱，共研末，每服一钱，老酒冲服。

小南山豹专治通身损伤：上桂五钱，上力五钱，虎骨（炒）五钱，孩骨（制）五钱，生地五钱，自然铜（火煅）五钱，海马（酒炒）五钱，三七一两，母丁香二钱，当归二钱，朱砂（飞）二钱，辰砂（飞）二钱，没药一两，乳香一两，菟丝子一两，续断一两，广木香二钱，枳壳（制）一两，马前子（制）一两，元寸三分，共研末，每服三钱，酒冲服。

全身药引

头上引：羌活、藁本、防风、川芎、白芷。

双目弓：白菊、赤芍、蔓荆子、寄生、枳壳、红花、独活。

两手引：桂枝、杉节、菟丝子、五加皮。

两胁引：柴胡、白芍、青皮、丹皮、菖蒲、木香。

两脚引：牛膝、木瓜、五加皮、苡米、八棱麻。

背上引：乌药、灵仙。

胸前引：枳壳、菖蒲、桔梗。

心前引：延胡索、茱萸、远志、茯神。

腰上引：肉桂、杜仲（炒）、故纸（炒）、大茴、当归。

腹内伤：枳壳、大黄、厚朴。

肚角伤：木香、白菊、广皮。

寒重者：肉桂、附片、炮姜。

热重者：柴胡、连翘、黄芩、薄荷。

湿重者：苍术、猪苓、泽泻、白术。

气喘急：木香、沉香、白蔻、公丁香。

气刺痛：枳壳、厚朴、乌药（炒）、香附。

冷气痛：延胡、良姜。

心神恍惚：人参、神砂、茯神、远志（去心）、金箔、琥珀。

胸膈胀痛：枳壳、木香、伏毛、砂仁、半夏。

口吐粪者：砂仁、半夏、草果、南星、母丁香。

出虚汗：蜜芪、熟地、当归、猪苓、川芎。

人事昏沉：人参、远志、朱砂。

肿痛者：红花、苏木、桃仁。

泄泻者：豆蔻霜、建莲肉。

小便不通：车前子、木通。

大便不通：大黄、芒硝。

打伤，血落肚中，破死血：木耳五钱，老酒炒七次，研末冲酒服。

周身全体上下左右照穴发药，药引开列于后：

头脑伤：川芎、桔梗、藁本、白芷。

胸膛伤：桃仁、白花、砂仁、乌药、香附。

胁下伤：赤芍，在左边用青皮、丹皮，在右边用枳壳、木香。

腰伤：黄芩、白术、菖蒲、秦艽、杜仲。

肚伤：独活、续断、故纸、杜仲。

手上伤：元胡、升麻、桂枝、细辛、石耳。

昆仑山王表师传打药方：白芷、苍术、三七、川芎、当归、故纸、血竭、柴胡、羌活、独活、秦艽、甘草、乳没、蓝田七各一钱，陈皮、元胡、红花、乌药、苏木、玉竹、菟丝、木瓜、桔梗、三棱、莪术各八分，各用部药引，好酒冲。

少林寺张大周接骨，百发百中，不可乱传：大接骨三钱，千里二钱，蓝田七一钱，各用部药引，好酒冲服。

麻药仙方：麻黄、胡茄子、川乌、草乌、闹羊花各二钱，姜黄二钱，每服五分，麻酒饮下，麻倒不知痛痒，尖刀割开皮肉，取骨。

梁山燕青老师传跌打仙方：苏木、血竭、沉香、杜仲、桂枝、青皮、乳香、没药各三钱，陈皮、乌药、归尾、凉伞、红花各二钱，川三七一钱，然铜一钱，元寸一分，土鳖（醋制七次）三个，水煎，用酒冲服。

燕青三次吃药方：算盘子树根二钱，李子树根二钱，接骨连五钱，白花梧桐树根二钱，红藤根，用酒为引。

梁山武松传打药接气方：用韭菜根捶烂，冲水吃下，气自己转接。

又方：单用小金钱叶，摘下手中捏烂，不论或酒或水，吃下接气、止痛、解毒。

梁山苏通传跌打仙方：川龙石五钱，大黄根三钱，青凉伞四钱，内风消三钱，乌药三钱，牛膝三钱，散血丹三钱。

梁山一丈青传接骨方：观音救二钱，凤凰子（焙干研末），桐子七个，蚯蚓（焙干研末），香附子三钱，大发根二钱。

梁山一丈青麻药，取出碎骨：白芷、川芎、土鳖子、生半夏、乌药、猪牙、皂角、草乌、舶上茴香、杜当归、紫金皮各二两，共研末，好酒送下，不知痛。

又敷药：牛奶藤根、野蒲桃藤根、青凉伞、川石矾，取来焙干研末，不论多少，用小雄鸡一只，共捶烂，即时就敷。

梁山胡大嫂传打接骨：蓝田七、接骨连、自然铜、川三七、琥珀、上安边各三钱，共研末，酒冲服。

梁山胡二嫂传药：大活血、小活血、左金藤、观音竹、石南藤、金腰带、单边救主、白花，研末，水酒冲服也可。

广东雀潮州鸦鹊山，飞天大王驾下新兵大元帅张元烟传接骨：首梨参、打血丹、母丁香、蓝田七、川三七、土鳖、血竭、虎骨、猴骨、洋参、桂皮、上前皮、生元寸、自然铜、孩儿骨、琥珀、安边、海马、龙骨，共研细末。

梁山传跌打头上方：当归一钱五分，川乌二钱，乳香一钱，草乌二钱，没药一钱，升麻一钱，紫苏一钱，碎补一钱二分，川芎一钱，桔梗一钱，红糖一两，酒引。

打伤腰上：石耳、没药各一钱，血竭、羌活、木香、川牛膝、木瓜、小茴、公丁香、肉桂、归尾、朱砂、杜仲、北细辛各二钱，甘草五钱，煎水冲酒。

打伤肚中：归尾、血竭、枳实、槟榔、红花、上肉桂、丹皮、苏木、乳香、菖蒲、赤芍、甘草，酒煎服。

打伤胸前：荆芥八分，白芍八分，生香附一钱，川朴一钱，青木香六分，枳实一钱，腹皮一钱，赤芍八分，水煎服，酒引。第二服方：苏木、桔梗、香附、青皮各一钱，沉香三钱，羌活、川芎、三棱、半夏各八分，水煎，酒引。

打伤脚上：川羌活、乳香、川三七、青皮各六分，木瓜、血竭、小茴、杜仲、枳壳、归尾、肉桂各八分，川牛膝、防已各一钱，槟榔二钱，红花五分，菖蒲七分，酒煎服。

打伤背腰：石耳二钱五分，小茴三钱，公丁香一钱五分，南木香一钱五分，骨沉香二钱，破故纸四钱，菟丝四钱，杜仲四钱，甘草一钱，白当归五钱，熟地三钱、千年矮一两，桃仁四个，煎酒服。

打伤受暴者：陈皮、茯苓、羌活、厚朴、杜仲、故纸、川芎、乌当归、白术、桔梗、防风、甘草、枣皮、赤芍。

打伤发热者：防风、赤芍、羌活、陈皮、桔梗、苏木、桃仁、青皮、枳壳、元胡、黄芩、乌药、厚朴、乳香、没药、甘草、归尾。

梁山传打伤满身痛：茯神、茯苓、独活、羌活、当归、熟地、碎补、秦艽、枸杞、防风、防已、木通、甘草、槟榔、牛膝、加皮、小茴、菟丝、木瓜、条岑、枳壳、厚朴、苏木、红花。

治新打烂：羌活八分，独活一钱，防已二钱，木瓜一钱，川牛膝一钱，黄芩八分，赤芍八分，南星八分，乳香八分，没药一钱，硼砂三钱五分，甘草五分，元寸八分，白芷一钱，酒为引。

打伤接骨：羌活一两，独活八钱，槟榔二钱，归尾五钱，然铜一两，小茴三钱，故纸二两，丹皮五钱，熟地一两，碎补二两，乳香一两，没药一两，川三七二钱，陈皮五钱，牛膝三钱，木瓜二两，虎骨二两，肉桂三钱，血竭五钱，白蜡五钱，朱砂五钱，木香三两，北细辛三钱，白芷一两，杜仲二两，龙骨一两，元寸三分，金狗脊一两，共研末，冲酒服。

又方，跌打接骨：土鳖三个，乳香二钱，没药一钱，半夏一个，然铜（醋炙）二钱，当归七钱，碎补五钱，川芎五钱，广木香二钱，川乌四钱，姜黄一两，古钱（用火烧红放在醋浸七次，研细和药）三钱，轻粉四钱，芸香四钱，梅片五分，元寸五分，樟脑二钱，白蒺藜（微炒）二钱，共研末。

跌打损伤活血丹：枳壳、归尾、红花各三钱，紫草、乳香、没药、故纸、乌药、木贼、桃仁、丹皮各五钱，用水煎服，酒为引。

刀枪跌打、刀斧伤破：螟蚣虫（火焙）一条，川连四钱，干藤二钱，冰片六分，共研细末，掺伤处，即合口。

解毒药方：甘草、黄连、儿茶，煎水洗即解。

飞砂药方：人言六两，指天椒半斤，蜈蚣二条，铁砂四两，红娘子五钱，小牙皂二钱，白信二钱，干萎一两，阳起石二钱，打屁虫五钱，石灰八两，卤砂五钱，北细辛三钱，斑蝥虫五分，华水虫一两（铁砂、石灰锅内炒红，又同药炒）。

打伤天庭穴，打额头上：土鳖三钱，羌活一两，川芎一两，碎补一两，柴胡五钱，三七三钱，陈皮三钱，木香五钱，木耳（酒炒）一两，葱根引。

凤翅穴伤（奶旁下气门）：桂枝一钱，当归一钱，三七三钱，独活一钱，甘草一钱，川乌一钱，草乌一钱，生地一钱，研末，酒冲送下，加葱为引。

牙关口角四穴：麝香二分，防风、荆芥、活血藤、半夏、南星、六汗、秦艽、甘草各二钱，共研细末，每服三分，水酒送下，加葱引。

咽喉穴：胆草、当归各三钱，三七、广木香、陈皮、白芷、元寸、上肉桂各二钱，甘草五钱，土鳖五对，共研末，每服三分，加葱引，酒送下。

井阑穴（奶旁上边骨）：生地、独活、古月各二钱，马前子一两，当归七钱，蜜芪、甘草，研末，每服三分，葱酒送下。

将台穴：川胡、蜜芪、风行，研末，用酒加马边草煎，送下。

囟门穴：天麻、白芷、藁本、羌活、广木香、碎补、赤芍、红花、乌药、青木香，共研末，每服五分，葱酒送下。

人中穴：白芷五分，升麻五分，血竭三钱，然铜二钱，上肉桂一钱，土鳖二钱，元寸一分，冰片一分，甘草一钱，研末，每服五分，葱酒引。

小便二穴：川芎三钱，白芨二钱，细辛二钱，陈皮五钱，白岑二钱，虎骨二钱，当归五钱，甘草二钱，研末，每服五分，葱酒引。

中高穴（耳背后）：生地二两，川乌五钱，三七二钱，广木香一两，白术二两，当归、甘草各一钱，研末，每服一两，葱酒引。

眼角二穴：天麻四钱，白芷四钱，柴胡二钱，桔梗二钱，儿茶二钱，三棱二钱，莪术三钱，独活一钱，共研细末，每服三分，葱酒送下。

窝红穴（在肩头上）：矮脚樟五钱，柴胡五钱，胆草五钱，加皮三钱，川芎五钱，广皮五钱，淮膝五钱，活血五钱，细辛五钱，研末，葱酒送下。

鲁政穴（在脚后弯内）：羌活一钱，生地一钱，故纸五钱，川芎五钱，当归五钱，红花三钱，甘草一钱，广皮三钱，沉香二钱，白术五钱，研末，加葱引，酒送下。

气门穴（奶旁下三分）：杜仲、故纸、川芎、白术、元寸各一分，赤芍五钱，乳香三钱，没药三钱，生地二两，红花二钱，研末，加葱为引，酒送下。

内盆穴（在肚脐左右边）：当归、陈皮、生地、龟板、乳香、没药、寻骨风各五钱，三七一钱，研末，加肉桂四钱，酒送下。

肚角穴：当归五钱，血竭二钱，丁香一钱，肉桂一钱，三七一钱，五味一钱，白术三钱，矮脚樟五钱，川芎三钱，生地五钱，研末，葱酒送下。

丹田穴（在肚脐下一寸）：丹皮三钱，青皮二钱，归尾五钱，车前二两，木通五钱，丁香二钱，元寸一分，上肉桂四钱，山药三钱，研末，每服五分，马边草煎酒。

五寸二穴（在阴素卵底下）：加皮二钱，红花三钱，川芎三钱，归尾三钱，槟榔五钱，生地一两，熟地一两，甘草一钱，研末，用酒送下，不用引。

马阑穴（在左右膝头上一寸）：归尾五钱，丹皮五钱，淮膝五钱，三七一钱，肉桂一钱，加皮一两，白茯苓一两，过山龙五钱，八棱麻五钱，牛膝五钱，每服八分，研末，加酒引。

子母二穴（在屁股底下）：加皮三钱，青皮三钱，丹皮三钱，活血藤、木瓜各四钱，甘草一钱，牛膝五钱，内风消四钱，研末，葱酒送下。

内臁穴（在左右脚肚上）：牛膝五钱，木瓜三钱，然铜五钱，加皮三钱，青皮三钱，陈皮三钱，桂枝五钱，红花三钱，羌活三钱，生地三钱，白芷五钱，加马边草，酒煎引。

涌泉穴（在左右脚心上）：牛膝、木瓜、加皮、益智仁、青皮、细辛、硼砂、大黄、归尾、车前、独活、矮脚樟各五钱，每服八分。

肩夹二穴：加皮三钱，桂枝一钱，细辛三钱，五味五钱，灵仙三钱，丁香一两，柴胡五钱，独活五钱，胆草五钱，广木香五钱，研末，加酒送下。

肩尖二穴：加皮二钱，上肉桂二钱，胆草五钱，柴胡五钱，淮膝二钱，细辛五钱，红花五钱，生地五钱，丁香一钱，三七五钱，桂枝五钱，共研末，加酒送下，不用引。

脉命穴（在左右手脉上）：陈皮二钱，桂枝三钱，胆草三钱，桔梗三钱，川芎二钱，三七三钱，广木香三钱，五味三钱，细辛三钱，柴胡三钱，淮膝七钱，研末，葱酒送下。

虎口穴：胆草、桂枝、淮山药、羌活、细辛、五味、川芎、广木香各四钱，广皮四钱，活血五钱，研末，用酒送下。

三辛穴（在背心上一寸）：土鳖一个，草乌一钱，灵仙一钱，大茴五钱，上桂一钱，川乌一钱，研末，酒送下，童便引。

顺肩穴：生地一钱，苏梗一钱，小茴五钱，桂枝一钱，细辛一钱，草乌五钱，甘草五钱，研末，每服五分，引酒送下。

背心穴：生地五钱，独活一钱，五味五钱，桂枝五钱，广皮五钱，木香二钱，防己二钱，没药一钱，甘草一钱，研末，每服三分，葱酒送下。

气眼穴：三七、杜仲、故纸、灵仙、大茴、青皮、乌药、甘草、矮脚樟各二钱，研末，每服四分，加童便为引。

肘足穴（在两边大腿上）：牛膝、桂枝、木通各五钱，车前、赤茯苓各二钱，细辛三钱，白芷三钱，甘草三钱，白芍二两，赤芍八钱，白术二两，大黄二钱，杜仲四两，虎骨（酒炒）八两，三七二钱，淮膝三两，熟地一两，枸杞二两，半夏三两，萸肉三两，红花（炒）一两，黑豆粉三升，红菊花（酒炒）二两，共研末为丸，每服五分，空心白水送下。

粪门穴（在肛门边）：当归、大黄、五味、独活、甘草各五钱，三七、上桂、五灵脂，研末，每服五分，酒送下。

命门穴（在肚脐上腰边）：上桂、三七、血竭各一钱，青皮、丹皮、白术、细辛各三钱，寸香五分，甘草七分，研末服下，酒送下。

鬼眼穴（在膝盖上）：牛膝、归尾、熟地、矮脚樟各三钱，桂枝、八棱麻、土鳖、白芷、甘草、加皮、金狗脊各二钱，葱酒送下。

昆仑穴（在脚后跟上）：桂枝、归尾、生地各五钱，白芍、葛根、然铜各二钱，加皮一钱，淮膝三钱。

老君练就还魂丹：当归（酒炒）一两，熟地（炒）一两，杜仲（盐水炒）一两，上桂二两，故纸（盐水炒）一两，白茯苓（蜜炒）五钱，土鳖（酒煮）一两，三七一两，虎骨（醋炒）一两，牛膝（酒炒）一两，山羊血（蜜炒）五钱，朱砂三钱，龙骨五钱，然铜五钱，辰砂五钱，川乌一两，草乌（豆腐煮）一两，地龙（醋炒）一两，甘草（炒）二两，乳香四两，没药四瓶，血竭（蜜浸）一两，天麻（鸡汤炒）一两，马钱子（童便炒）一两，广木香（酒炒）一两，川芎（猪油炒）一两，共研末，好酒煎服，烧干一枝香为度，蜜和为丸，金箔为衣，用猪油、生酒、开水送下。如有伤重，加红花、土鳖各五钱，如有离损，加寻骨风五钱；如有伤四肢，加桂枝、细辛、羌活、甘草各五钱。

打伤通身丹：当归、秦艽、川乌、生地、草乌、南藤、秦皮、丹皮、碎补、故纸、没药、三七、牛膝、荆皮、枳壳、桂枝、桂仲、广皮、加皮、菖蒲、香附、山柰、槟榔、乳香、然铜、虎骨、红花、丁香、苏木、大茴、木瓜、青皮、沉香、血竭、元寸、竹节、茜粉、藁本、棕树根皮，共研细末，每服一钱，用酒即效。

跌打全身丹：当归一两，元枝二两，白芍二两，三七五钱，莪术一两，虎骨一两，茴香一两，儿骨一两，丁香一两，红花五钱，牛膝一两，木瓜一两，杜仲五钱，羌活一两，泽兰根一两，申行一两，香建一两，加皮一两，细辛一两，故纸一两，乌药一两，无名异四两，青木香四两，小茴一两，桂枝二两，乳香一两，大茴一两，土鳖五对，过山龙一两，钻地风一两，元寸八分，桑寄生二两，血竭三钱，大活一两，山棱一两，砂仁一两，白蔻一两，上桂五钱，研末酒服。

上身丹：明雄三钱，桂枝五钱，川芎二钱，广木香二钱，川乌二钱，红花三钱，淮山药五钱，龙骨三钱，丁香二钱，苏木三钱，猴骨三钱，虎骨三钱，木耳五钱，白芍三钱，槟榔二钱，大活三钱，活血丹三钱，三棱一钱四分，莪术四钱，甘草四钱，研末。

治跌打接骨敷药方：桂花树根皮三钱，桑树根皮三钱，生土鳖二两，云耳一两，碎补一两，血竭一两，活血一两，乌樟树根皮三钱，尖头蛤蟆二十个，胡椒一两，乳香一两，小雄鸡一只，用老姜、四季葱头共六两，捶烂，外敷。

打伤全身，接骨止痛，救命回生神效：红花三钱，归尾三钱，桃仁（去皮尖）六钱，赤芍一钱，上力三钱，北细辛、猪牙皂、枳壳、川乌、大茴、小茴、三棱、莪术、川牛膝、制香附、活血、郁金、木香、土鳖、沉香、上桂、白蜡、草乌（制）、马钱子（制）、元寸、田七、檀香、虎骨、桂枝共研末，酒冲服。若是大人者则用一钱，若是小人者则用三分。

跌打各部药引诗诀：当归芎生地，槟榔赤芍宜。头痛加羌活，防风白芷随。背上加乌药，灵仙动不灵。两胁柴胡进，丹皮与青皮。胸加枳壳桔，菖蒲中脘宜。更有丹皮在，乳没可连之。腰痛加杜仲，故纸并大茴。肚角如痛犯，青皮白芍宜。假若伤得久，桃仁七粒随。如若伤了腿，牛膝木瓜宜。假若实实肿，泽兰不可离。不通大小便，大黄正乃时。不通在小便，车前木通宜。

病寒久医不好药方：常山、槟榔、川贝母、丁香、枸杞、法夏各三钱，乌梅七个，红枣七个，好酒煎服。

又方神效：枸杞七钱，常山五钱，黑料豆一两，萸肉五钱，北枣一两，雪糖一两，好酒煎服。

打断骨、割断筋、无名肿痛，一切神效：血竭一两，儿茶二钱四分，乳香一钱五分，没药一钱五分，红花一钱五分，当门子一分二厘，大梅片一分二厘，珍珠二钱二分，共研细末。

敷风气药方：良姜十两，苍术八两，甘草一两，北细辛五两，桂皮四两，巴豆十两，老姜五两，草乌五两，红豆二两，荆芥三两，大茴二两，川郁金四两，升麻三两，杜仲三两，草蔻三两，小茴三两，广黄五两，益智一两，白芷三两，皂角刺五两，独活二两，山柰一两，川芎二两，樟脑五两，桂枝五两，牛膝五两，木香五两，五加皮四两，牙皂三两，大附子五两，鱼蜜子四两，毕继子九两，佛手片五两，厚朴八两，干松三两，灵仙五两，丁香五两，当归三两，羌活三两，姜黄一两，黄枝三两。

眼角大穴：川芎一钱五分，白芷一钱，西芎一钱，归尾一钱，生地一钱，槟榔一钱二，北细辛一钱五分，京芍一钱，碎补（去尾）一钱五分，秦艽一钱五分，续断一钱五分，乳香（去汕）二钱，羌活一钱，水酒引。

眼角小穴：白菊一钱五分，京子一钱一分，北防风一钱五分，薄荷一钱，白芷一钱二分，归尾一钱五分，赤芍一钱，生地一钱五分，川芎一钱二分，槟榔一钱二分，谷精草一钱，碎补一钱五分，红花一钱，泽兰一钱。

刀口药方：炉甘石（火煅）五钱，龙骨（火煅）五钱，轻粉三钱，上片三分，黄柏一钱，寒水石三钱，螵蛸三钱，石脂二钱，白蜡三钱，黄丹二钱，共研细末如尘，掺上即效。

太阳太阴穴（伤者晕倒在地，目中出血）：藁本一钱二分，白芷五分，北细辛二分，防风一钱，荆芥一钱二分，羌活一钱，归身五分，生地五分，槟榔一钱，续断一钱五分，碎补五分，鲜茅根三钱，秦艽一钱二分，水酒为引。

鼻上大中穴、架梁穴、鼻下咽空穴，其三穴共此药方：辛夷一钱二分，白芷一钱二分，北防风一钱五分，白菊一钱二分，荆芥一钱二分，归身一钱五分，生地一钱五分，京芍一钱，槟榔一钱，六汗一钱五分，人言一钱二分，碎补一钱五分，川芎一钱，红花八分，北细辛八分，先饭后服药，加水酒为引。

舌尖穴：桔梗一钱二分，独活一钱二分，当归一钱，红花一钱五分，生地一钱五分，赤芍一钱二分，槟榔一钱二分，薄荷一钱五分，碎补一钱五分，秦艽一钱五分，甘草八分，加水酒为引。

左右牙腮穴：丹皮一钱五分，北细辛一钱二分，桔梗一钱五分，独活一钱二分，归尾一钱五分，生地一钱五分，赤芍一钱二分，薄荷一钱五分，槟榔一钱，秦艽一钱二分，红花一钱，碎补一钱五分，乳没二钱，甘草八分，先饭后药。

咽喉饭食不进：射干一钱二分，牛子（炒研）一钱四分，桔梗二钱，山豆根二钱，独活一钱，归尾一钱五分，薄荷一钱二分，生地一钱五分，赤芍一钱二分，黄柏一钱，碎补一钱五分，乳没一钱五分，甘草八分，加水酒为引。

吹喉药方：苏薄荷二两，青黛三两，月石七两，上片二十两，黄连二十两，山豆根四两，共研细末。

末药方神效：川三七一钱，川然铜一钱五分，上肉桂一钱，元寸二分，虎骨二钱，甘草一钱五分，上血竭一钱五分，广木香一钱五分，北细辛一钱，研末，冲服。

两转童子骨：桂枝一钱五分，南藤一钱五分，生地一钱，槟榔一钱，赤芍一钱五分，秦艽一钱二分，乳没一钱五分，碎补一钱五分，红花一钱，土鳖五个，独活一钱二分，五加皮一钱二分，白鲜皮一钱二分，水酒引，饭后服。

伤四肢，无力麻痹，两乳之上：枳壳一钱五分，桔梗一钱五分，元胡一钱二分，归尾一钱五分，红花一钱，三棱一钱二分，槟榔一钱五分，生地一钱五分，赤芍一钱，碎补一钱五分，乳没一钱二分，广木香一钱，秦艽一钱二分，先饭后服药，水酒引。

胃脘穴（名叫人空穴，此为死穴）：良姜一钱五分，公丁香（研末）十粒，归尾一钱五分，红花一钱，生地一钱五分，三棱一钱二分，西砂仁一钱五分，莪术一钱五分，槟榔一钱，碎补一钱五分，桃仁（研末）七粒，赤芍一钱二分，石菖蒲一钱，乳没一钱五分，泽兰一钱二分，空心水酒服。

飞燕入洞穴（伤左，四肢无力，黄瘦吐血，右边不遂）：柴胡一钱五分，胆草一钱五分，归尾一钱五分，红花一钱二分，三棱一钱二分，莪术一钱五分，生地一钱，赤芍一钱，槟榔一钱二分，碎补一钱五分，乳没一钱五分，桃仁（研末）七粒，苏木一钱二分，秦艽一钱二分，泽兰一钱二分，水酒引，饭后服。

中脘穴（饮食不进，气往下通，忍气不结）：公丁香（研末）七粒，枳壳、桔梗、元胡、归尾各一钱五分，红花一钱二分，生地一钱五分，赤芍一钱五分，槟榔一钱二分，三棱一钱二分，莪术一钱五分，碎补一钱五分，秦艽一钱，乳没一钱五分，桃仁（研末）七粒，水酒引，空心服。

命宫穴（此乃大穴，呼吸疼痛，咳嗽带血，久则成痨，吐血而亡）：枳壳、桔梗、青皮、三棱、槟榔、秦艽各一钱二分，元胡、莪术、生地、归尾、乳没各一钱五分，赤芍、碎补、苏木各一钱，桃仁（研末）七粒，土鳖（研末）五个，水酒引，空心服。

净瓶穴（伤表作寒作热一年半，咳嗽不止，吐血，潮热不住）：桔梗、归尾、生地、秦艽、京芍、乳没、碎补各一钱五分，枳壳、槟榔、续断、莪术、青皮、活血丹各一钱二分，红花、三棱各……钱，水酒引，空心服。

仙人夺印穴：青皮、桔梗、枳实、归尾、生地、乳没、六汗、碎补、莪术各一钱五分，槟榔、秦充、小茴、三棱各一钱二分，川朴、红花各一钱，上桂八分，加酒引。

挂榜穴（全身麻痹，或寒或热，伤肠肚内积血成块，四肢无力）：桔梗、归尾、生地、紫荆皮、乳没、碎补、莪术各一钱五分，台乌、枳壳、赤芍、三棱、秦艽、泽兰各一钱一分，红花、槟榔各一钱，水酒引，空心服。

肚角穴（饮食不进，气往上逼，次肚中痛，冷汗不止，伤于大肠）：小茴、乳没各一钱五分，青皮、莪术、碎补、秦艽、京芍各一钱一分，川郁金、广木香（研）、槟榔、红花、三棱各一钱，土鳖（研）五分，归尾、生地一钱五分，水酒引，空心服。

肚脐六宫穴：广木香、三棱、红花各一钱，碎补、乳没、莪术、小茴、生地、归尾各一钱五分，槟榔、京芍、秦艽各一钱二分，三棱、红花各一钱，上桂（研）八分，水酒引，空心服。

背脊头梁大穴（肺贴于此，四肢无力，头晕不起，疼痛难当，咳嗽吐血）：枳壳、桔梗、灵仙、归尾、生地、碎补、乳没各一钱二分，乌药、槟榔、赤芍、秦艽各一钱五分，红花一钱，川甲珠二片，土鳖七个，饭后服，水酒引。

膀胱穴：车前、木通、归尾、生地、莪术、碎补、乳没各一钱二分，青皮、赤芍、三棱、小茴、元胡各一钱二分，槟榔、红花各一钱，加水酒为引。

对口穴（饭食不进，言语不清，头抬不起）：独活、槟榔、赤芍、秦艽、川芎、白芷、桔梗、生地、碎补各一钱二分，归身一钱，土鳖七个，红花一钱，共研末，饭后服药。

背漏人空四穴（伤者半年一年，咳嗽或黄肿，四肢无力，子午潮热）：鳖甲、灵仙、生地、秦艽、莪术、碎补、乳没各一钱五分，槟榔、赤芍各一钱二分，川甲珠二片，土鳖（研）七个，三棱、红花一钱，水酒引，饭后服。

腰骨腰眼穴：杜仲、故纸、当归、秦艽、枣皮、乳没、肉苁蓉（酒洗）各一钱五分，熟地二分，槟榔、赤芍、碎补各一钱二分，玉竹二钱，上桂八分，红花一钱，土鳖（研）七个，水酒空心服。

米结穴（名铜壶滴漏穴）：川朴、青皮、归尾、生地、碎补、乳没各一钱五分，枳实、京芍、秦艽、川膝各一钱二分，熟军、红花、槟榔、广木香各一钱，水酒服。

吊筋穴：川膝、木瓜、归尾、生地、碎补、乳没各一钱五分，独活、白鲜皮、槟榔、赤芍、秦艽各一钱二分，土鳖七个，苡仁米一钱，红花一钱，加水酒为引。

膝盖膝眼穴：川膝、木瓜、生地、归尾、秦艽、碎补各一钱五分，槟榔、苡仁米、独活、乳香、没药、白鲜皮各一钱，赤芍一钱二分，桃仁（研）七粒，土鳖七个，芝麻（烧灰存性），水酒引。

脚背穴：过江龙、矮脚樟、八棱麻、川牛膝、独活、槟榔、白鲜皮各一钱二分，生地、地南蛇、归尾、苡仁米、秦艽、乳没、碎补各一钱五分，木瓜、泽兰各一钱，土鳖七个，槟榔一钱，赤芍一钱，空心水酒服。

全身七厘散（水药方）：青皮三分，元胡七分，归尾七分，生地五分，槟榔三分，红花五分，台乌二分，乳没七分，广木香三分，碎补八分，土鳖八分，然铜五分，赤芍三分，枳壳三分，薄荷一钱，血竭一钱，草乌七分，北细辛七分。

小便肾子肿痛仙方：大附子、吴茱萸、生黄芪、佛手片、北防风、软升麻各二钱，煨草果一钱六分，广木香（研）二钱，高良姜三钱，生白芍一钱五分，台乌药一钱五分，老姜三片。

遗精小便带血仙方：使君子七个，砂前仁各一钱三分，淡竹叶一钱，莲须一钱五分，木通一钱，麦冬二钱，连翘一钱。

治烂脚方：铅粉七分，黄蜡五分，炉甘石六分，白蜡七分，生半夏五分，密陀僧五分，血竭七分，铜绿充分，猪油槌热搽。

又方搽：银粉散二分，轻粉一分，朱砂二分，半夏五分，升丹一分，冰片一分，炉甘石五分，儿茶一钱，花蕊石一钱，共研。

又方：炉甘石二钱，元明粉一钱，眼药十分，冰片一钱，研末。

治臁疮搽药：老炉甘石一两，元寸一钱，梅片二钱，广丹三钱，铅粉三钱，猪油搽。

走马风不能移步（此方神妙）：防风、甘草、荆芥、木瓜、白正、淮山药、血藤、故纸、苍术各一钱，当归尾一钱五分，广皮六分，三七四分，红花八分，上肉桂五分，槟榔五分，乌豆二合，共熬好，酒服。

走马牙疳臭烂，血流不止：犀角梢、地骨皮、大生地各五钱，明矾、石膏各一钱，天门冬、寸冬、琥珀各三钱，苏薄荷一钱，加竹心七节为引。

牙痛吹药方：白硼二钱，枯矾一钱，芦荟五分，青黛三分，牙硝一钱，轻粉三钱，信石五钱，冰片一分，明雄黄三钱，共研，吹上即好。

治鼻疳烂，通鼻孔药方：鹿角一两，枯矾一两，明矾、轻粉三钱，人头毛（烧灰）五钱，共研细末，先用花椒煎水洗净，后用搽药掺上，即愈。

治下疳疮：炉甘石二钱，鸡金皮（内金）一钱，轻粉三分，共研末。

治耳聋：蔓荆子一钱，嫩箭芪一钱，干葛一钱，升麻五分，黄柏（盐水炒）六分，白芍一钱五分，东丹参一钱二分，炙甘草八分，九节菖蒲二钱。

小儿头上生疮方：松香、铅粉、水银、银朱，共研末，用猪油调搽。

小儿烂头：枫子肉、大黄、倍子（炒）、雄黄、大柏子各一钱，轻粉、黄丹各五分，水银五钱，研末，用麻油调敷。

小儿头上生癞痢方：胡椒二两，花椒二两，轻粉一钱，用猪油半斤，熬化调搽。

取牙齿方：玉簪花根一钱，白砒三钱，硇砂四钱，灵仙二钱，乌头二钱，共研末，点牙即落。

吞金银下肚：用羊颈骨烧灰三钱，用米汤送即效。

吞铜钱下肚：用胡桃肉六两、薄荷一斤，共槌，用酒冲服，即好。

吞铁下肚：用干羊脚煎水服下四五次，其铁自化。

耳关方：用墨鱼骨一钱，银砂一钱，四六片一分，共研末，吹耳即好。

全身跌打（此方遂邑十六都武举人秘传）：川膝、小茴、防风、白芷、木瓜、川断、大茴、草乌，桂枝、刘寄奴、加皮、红花、朴硝各一钱，细辛、木通各八分，杜仲二钱，全归二钱，川乌三分，陈皮一钱五分，藁本五分，大黄八分，加土鳖一钱，煮酒服。

毒蛇咬伤方；若恶毒攻心，半口即死，急取木烟筒杆内烟屎，用冷水调饮一碗，愈多愈妙。毒重者，觉味甜而不辣，后用烟屎擦伤口，则蛇牙自出。

误吞金银死：用白芨三钱，磨水服即效。

治男妇腹痛均效：石菖蒲八分，木香一钱，槟榔二钱，枳壳二钱，乌药二钱，香附一钱，沉香一钱，甘草八分，葫芦壳为引。

治女人阴肿者，是虚损受风邪：石菖蒲、全当归、秦艽、茱萸、葱白，空心服。

满身发火丹滚水泡者：用芝麻（炒研）、香油调搽，大人小儿均神效。

咽口疼痛生疮水药方：桔梗八分，生地、牛蒡子各一钱，川连五分，芒硝八分，甘草六分，元参一钱五分，犀角五分，连翘八分，双宝花六分，酒军八分，加灯芯为引。

紫金锭（治小儿慢惊，大有神效）：人参、白茯苓、茯神、辰砂、山药、白术、藿香、赤石脂（火煅，醋浸七次），为末，蒸水膏和药为锭，金珀为衣，薄荷、金银花为引。

九种心气痛寒疼：五灵脂五钱，广木香五钱，乳香六钱，砂仁二钱，上沉香三钱，延胡索二钱，赤芍二钱，雄黄五钱，草果二钱，研末，酒引。

大指上蛇头疮：用雄黄（研末）、猪腰节、盐，共槌，敷上即消。

三、胡显君《少林跌打内外伤秘方》

（一）穴位总论

夫学拳者，必以身法活变，手法流利，腿足便捷为主。世之学拳者，知此而已矣；而不知一身之穴道关生命之存亡，上中下三部，或经络，或脏腑，一身之节，俱是穴道。系何穴，中是何穴，乃限定日期，存亡有准。必须急用何穴之药，起死完生，如穿杨之箭，百发百中，应若神仙耳。否则，某穴限某期日死，拳法亦限日而毙，君足悲也。此画图写穴道，注明尺寸，不差毫厘。传家之宝，千金不授。凡人身上，大小穴道共有一百有八，大穴者三十六，小穴者七十二，大穴道中伤难治，小穴道中伤易治。中伤重者，必人事不省，血迷心窍，或百日者总死而已。然而用药，必须速早，值其时用其药，必然有救无事；唯其用药，必要除根。倘拳泛者，无治，其脉外伤细小、内伤洪大，若反此者难治。沉则脉病两反，但看五脏六腑绝症治法。有舌尖黑色芒刺等苔，重舌木舌乃小肠经绝也。若眼目不明，鱼鸟空睛，非吉兆也；瞳神中陷者死，乃肝绝也，为不治之症；口唇青黑紫色，不治，人中唇反上如鱼口者，不治，乃土绝也；两鼻孔吊起反扇动者，不治，乃肺绝也；角弓反张，不治；血不营经，亦不治也。此乃六绝不治之症。

前华盖穴：或七厘散、地鳖紫金散，拳泛者五月死；

后肺底穴：或服药酒紫金丹，九十日死；

黑虎偷心穴：或七里散、羊血、三七，拳泛者一百二十日死；

心下一寸三分翻肚穴：或七厘散、地鳖紫金丹、十三味煎药方，一百三十日死；

脐下一寸四分气海穴：或十三味煎药方，轻者九十日死，重者二十八日死；

脐下一寸三分丹田穴：拳泛者九十六日死；

脐下一寸五分关元穴、一寸六分中极穴、一寸七分中格穴、一寸八分曲屑穴：重者一二日死，轻者四十八日死；

脐上一寸三分水分穴：重者十三日死，拳泛者一百五日死或十四日死；

华盖穴：两旁各边三分，名胆汁穴，统辖心肺肝三经，轻者十四日死，重者六日死；

左边乳上二十分为上气穴：重者九日死，轻者六十日死；

下一分正气穴：重者八十日死或二百十日死；

右边乳上三分血海穴；重者十二日死，轻者六十九日死；

下一分血海穴：在正乳下，或六十日死；

乳下一寸四分血海穴：重者二十四日死；

再肋下稍一尺软骨上章门穴：重者一百日死，照前用药；

再下肋稍软骨上期门穴：重者一百十日死；

顶心泥丸穴：重者半日死；

两耳下空处贴子穴：重者二十四日死；

两脐毛中血门穴：重者二百四十日死；

七节两边三分一脈穴：重者一百四十日死；

右命门穴：重者二日死，轻者九十二日死；

两腰眼中左肾穴：重者半日死，轻者八十六日死；

命门穴上一寸三分气海穴：左右中间，重者一年死；

尾稍尽处海底穴，重者七日死；

两小腿中鹤口穴：重者一年死；

脚底心涌泉穴：重者一百七十二日死；

左边肋稍中气囊穴：重者八十日死；

右边肋稍中气囊穴：重者一百二十日死；

胸前井骨伤重起筋流血：重者一百十日死。

（二）跌打内外伤秘方

斯乃拳家秘要，跌打拳者必知其穴，不知其穴坏身之本也；不知其拳而徒知其穴，坏名之源也。即所以用药者，必得其一，若一不识，而虚设也。

天关穴：在眉心穴上六寸，亦名涌泉穴，属脾肺二经。红花、当归、寄奴、赤芍、陈皮、续断、川芎、灵仙、乳香、乌药、加皮、苏木。伤其经者，头上浮肿，其势反重，用原方治之，膏贴穴内而自愈也；伤重者，穴内有一血块，反不肿胀，其势如轻，其血一阻，周身之血不通，伤血即入脾经，三日遍身皮上如刺痛，至六七日，转入肺经即肿矣，十日后渐瘪，至十五日准毙。医治亦用原方，将膏贴涌泉穴内，药流通半日，积血即愈。打破者以象皮汤抹净，不可惹头发在内，掺药玉红膏收之，煎药用原方加碎补。

百会穴：在天关穴下一寸，此穴乃天关顶门交界之处，受伤者看顶门穴，在三关穴下二寸，属心脾一经。当归、红花、银花、灵仙、枳壳、乌药、陈皮、赤芍、泽兰、加皮。伤轻者，将膏贴在穴内，煎药用原方；重者血入心经，即眼胀头疼、口发谵语，二日内，轻者必入其脾经，遍身紫胀，原方加桂枝、蓬术，不可用破血药，玉红膏贴之，后用肉桂、附子，敷子即愈。

百星穴：在发际之间。泽兰、红花、归尾、三棱、桃仁、续断、乌药、赤芍、陈皮、蓬术、加皮、碎补、苏木、姜黄、紫木香。看其轻重，伤重者，以此方随宜加减用之；若打破出血不止，用四生汤止之，用象皮汤掺净药，外用玉红膏盖之，即愈。

耳后穴：离耳后一寸三分，属心经。当归、红花、川芎、姜黄、泽兰、加皮、乌药、蓬术、三棱、肉桂、碎补、陈皮，伤轻者，七日耳内流血而死；伤重者，三日七窍流血而死。其用药宜重剂，伤二三分者，不医，后必死；发青者，左为百育

（天毒），右为脱疽，先用原方清理之，后用十全大补汤，毒由损伤发者，其色紫黑，不由损伤，其色红白，竟用肿毒药治之，出毒之后，亦用十全大补汤服之，最效。

眉心穴：在二眉中间，又骨中，属心肺二经。泽兰、红花、归尾、乌药、草决明、陈皮、银花、续断、三棱、蓬术。

骨枕穴：在天关穴后四寸二分，属心、肺二经。当归、猴姜、陈皮、三棱、乌药、三七、川芎、泽兰、赤芍、红花、灵仙、加皮。伤轻者，三日内头颅发肿而死；甚者，爆碎而死；伤经七分者，则满头胀痛，用原方治之，伤三四分，不医。后发毒，名为至枕疽，其色初起白，而有脓，反红，切不可用刀针，须用巴豆半粒捣烂，放膏上贴之，片刻自穿矣。若脓不出，将火疏再按之，有鲜血流出可救；若无血出，用火罐拔之；有血俱止，无血者不治之症。可救者出毒之后，先用八宝汤数剂，后服十全大补汤。脓黄者心经，发白者肺经。

伯劳穴：在头上第三块脊骨上。续断、川芎、赤芍、猴姜、陈皮、银花。伤重者，其首发肿，浑身不能动，用原方膏土，离数孔贴之；伤轻者，不医，其伤反至脏腑，用茄子十个、藕节十个，同捣烂，用水煎膏，白糖霜捣无拘，晨服一盅自愈；伤入肝经，浑身发热不能动，二目昏花、口齿出血，先将热血方服数剂，后用清凉药服之；伤人脾经，身似蛇皮发风病，将蕲蛇一条、子鸡一只，干拔去毛，肠不可用，将蛇入鸡肚蒸熟，去蛇淡食自愈；伤入肺经，似喉火而无痰，微有紫血呕出，先服四生汤，后服六味地黄汤；入肾经似发症，肾水俱滞使然，用原方四剂，后服六味地黄丸。

膏肓穴：在盖身骨斜量至肩六寸，伯劳穴平量，属肺、肝二经。当归、红花、防风、赤芍、灵仙、姜黄、银花、陈皮、桔梗、肉桂、乌药、柴胡。斯穴平素负重肩托，俱不能伤，或受伤手臂不可举动如脱样，须用膏二张，一贴穴内，一贴胁下，其煎药用原方加升麻。

肺使穴：在伯劳穴依盖身骨内斜量三寸，属心、肺、肝三经。当归三钱，红花二钱，姜黄一钱五分，三棱（焙）二钱，蓬术二钱，肉桂五分，陈皮二钱，乌药三钱，银花四钱，灵仙三钱，赤芍一钱四分，加皮三钱。此穴伤时，不疼不肿，浑身酸痒无救，三日死；肿痛可救。用原方，重者加桃仁、归尾，七八剂后，再加苏木。

对心穴：在伯劳穴下六寸，再加本人中背样长短，属心经。当归三钱，红花一钱五分，陈皮二钱，乌药二钱五分，猴姜七钱，灵仙三钱，姜黄一钱五分，肉桂五分，加皮三钱，赤芍二钱，三棱二钱，蓬术二钱，木香一钱五分，藿香三钱五分。斯穴伤时。即闷死而不醒，微有气可救。救法：在伯劳穴内，用艾火微灸之，以醒为限，俱不可灸重，重则头要爆开，苏时用原方加桔梗。

期门穴：在左乳下直量下一寸三分是也。当归三钱，红花一钱五分，猴姜五钱，乌药三钱，陈皮一钱五分，灵仙三钱，姜黄一钱五分，肉桂五分，寄奴三钱，加皮三钱，三棱二钱，蓬术二钱。伤重者三日，轻者二十一日死。当日即医用原方，第二日加半夏，第三日加葱姜捣烂敷患处，用火煨七次；其原方内去三棱、蓬术，加归尾、桃仁，破血为主，破之仍痛，急除破血药，用大黄下之，即愈。

章门穴：在胁下七寸九分，属肺、肝、心三经。当归、红花、续断、泽兰、赤芍、乌药、陈皮、猴姜、加皮、姜黄、灵仙、三棱、蓬术。伤重者五日死，轻者九日死。如二三日医，尚可用原方；若隔三五日医，除三棱、蓬术，加肉桂、附子，然而用附子者，要看其人之本气如何，壮者可用，否则苏木代之；如肿痛不止，加破血药，用之仍痛，复用葱姜照前方煨六七次，煎药用升麻。

京门穴：在期门穴下三寸二分，属心、肺二经。归尾、延胡、红花、续断、灵仙、赤芍、加皮、猴姜、陈皮、乌药、泽兰。其伤重者半日死，轻者三日死，当日医用原方治之，外加破血药；如再隔二三日，加大黄下之即愈。

泰山穴：离锁骨四寸六分，属心经。当归、红花、续断、赤芍、延胡、乌药、泽兰、陈皮、秦艽、丹参、伏神、远志。斯重者即发喘十日死，轻者不喘二十八日死，当日用原方，二三日医，原方内加破血药缓之，外用葱姜照前煨三次，病稍退后，用养血药即愈。

转喉穴：在锁子骨尖上横量至左边一寸，再直量下一寸。当归、红花、乌药、陈皮、藿香、加皮、丹皮、丹参、石斛、赤芍、姜黄、续断。其伤处痛如刀刺，重者，七日而死，而治法当用葱姜煨炒煎熨数处后，用煎药；若不加减肉桂，即愈不医，后必喉痛，痛时用清凉匆治之。

闭气穴：在锁子骨尖头上，横至右边一寸，再量下一寸。泽兰、枳壳、红花、乌药、生地、丹参、陈皮、木通、赤芍、续断、紫木香。斯伤重者，即刻闷倒，七日内医用原方易治，若过时难治，先将枳壳煎汤，磨郁金、木香服之后，用原方煎服，用葱姜熨攻。

心井穴：在心窝骨，属五脏。半夏、泽兰、红花、当归、陈皮、猴姜、石斛、银花、乌药、赤芍、肉桂、紫木香。其伤时不论轻重，如伤精血皆重者三日死，轻者七日死，但用原方加上加皮，照前熨之；极轻者不医，伤血转入脏腑，后必发出；伤入心经，轻者成心痛，用心穴方治之；伤人肝经，遍身发青疮，赤壳鸡蛋煎玉红膏搽；伤入脾经则成痢疾，枳壳、苏木、山楂各五钱，加砂糖冲服；伤入肺经成痰火，杜苏子二两，白芥子三钱，莱菔子一两，菠菜籽一两，共炒为末，每服二钱，用米糖装在饭锅内蒸化调和，候冷，白汤送下，一日一服，数日即愈；凡一切远年陈伤皆治；伤入肾则成白浊。红花、当归、寄奴草、猪苓、泽泻、乌药、川断、肉桂，或以五圣丸治之即愈，其精、滑泄皆效。

封门穴：在乳尖横量至胸前一寸六分。当归、木香、赤芍、泽兰、陈皮、乌药、秦艽、红花、肉桂、猴姜、藿香、延胡。重者五日死，轻者四十日死，医不好，但用原方；若呼吸之气时痛，加苏木、生地各五钱，即愈。

扇门穴：在右乳尖横量至胸前一寸六分，属肺经。泽兰、当归、赤芍、红花、加皮、乌药、陈皮、续断、灵仙、姜黄。重者浑身发热气短，口齿皆燥焦，发黑发臭，七日死；凡受伤者舌必烂，用原方加麦冬、紫苏、射干、玄参立愈；不烂者只用原方可也；轻者四十九日咽喉闭塞、饮食不进而死。

血浪穴：在左乳尖直量至上一寸，属肾经。红花、寄奴、归尾、陈皮、赤芍、姜黄、乌药、银花、加皮、续断、猴姜。重者浮胀而痛，轻者但痛不浮胀，但六十日而死。重者用原方加桃仁、苏木，或用大黄，轻者只用原方可也。

五定穴：离京门穴二寸五分，属肺经、肝经。当归、红花、赤芍、泽兰、加皮、乌药、猴姜、陈皮、银花、蓬术、三棱、桂枝。重者立发寒热，三次即死，如一次照前熨之，而用原方去三棱、蓬术、桂枝、加肉桂、草乌，若二次去肉桂、草乌、加大黄、神曲；三次去神曲、大黄，加桃仁、升麻、桂枝。轻者仅用原方。

七劳穴：在胁下一寸二分。赤芍、泽兰、当归、红花、乌药、加皮、猴姜、陈皮、姜黄、肉桂、灵仙、银花。重者七孔流血二日死。先用四生汤，之后用原方，若不减，再加三棱、川芎、香附、延胡，去灵仙；轻者发狂，伤者右臂不能动，伤者在左，亦如之用原方加桔梗、苏木，照前熨法。

丹田下穴：在脐下一寸三分，属肾经、膀胱经，而打伤不治，一月而亡。红花、当归、泽兰、续断、灵仙、赤芍、木通、猪苓、泽泻、乌药、陈皮、姜黄，伤处如刀刺痛，伤精血甚重，少通用原方，如过九日，无救不能活。

命门穴：在对心穴下八寸，看人长短，属心、肝、肾三经。杜仲、归尾、红花、泽兰、肉桂、陈皮、赤芍、猴姜、续断、加皮、乌药，重者九日死，原方治之立愈；轻者若不医，后心毒名为肾疽，先去其伤血，后用肿毒药治之，稍松者易治，不松者难治，后必肾水耗尽而亡；凡属三经者，第一经为主，此者专属心经，次于肝，再次于肾，特举此而语之。

鹤口穴：在脊骨尽处内，即肾脉，故属肝、肾二经。归尾、红花、寄奴、赤芍、陈皮、木瓜、续断、猴姜、加皮、灵仙、乌药、泽兰。伤重者，立时瘫软，不痛者需灸伯劳穴三次，后用原方，不医，五日死；轻者不医，后心发毒，名为鹤口疽。芪汤治之出毒，毒入内脏，不治之症。

海底穴：在粪门前一寸二分，阴囊后八分，属心经。红花、当归、泽兰、续断、灵仙、赤芍、猪苓、木通、泽泻、乳香、没药、猴姜，伤处虚肿，精血甚重，小便不通，龟头肿胀，用银丝打进六寸，离龟头一寸上，用艾火一壮久之，再出一寸，如是者四次，取出银丝，其小便即通，随用原方治之。

环跳穴：在大腿小骱。归尾、银花、续断、生地、猴姜、加皮、陈皮、红花、木瓜、石斛、牛膝、乌药。重者不能行动，酸痛非常，腿足皆缩，用原方治腿，一剂熨九次，再用原方服之即愈；若伤轻者，不医后发贴骨疽，用吊药吊之，先围之，内用黄芪托里散数剂，出毒后，用香附承气汤，以后再用原方服之，即愈。

盖膝穴：在盖骨上一寸，属脾经。延胡、丹皮、赤芍、续断、红花、银花、猴姜、牛膝、乌药、加皮、苏木、归尾。伤重者立刻即倒，腿不能伸，筋缩酸痛，用原方加升麻服一剂；又加桃仁，归尾破血为主，数剂即愈，纳一剂后，即去升麻。

对膝穴（膝眼穴）：在腿膝弯上八分，属心经。当归、紫苏、泽兰、牛膝、加皮、木瓜、猴姜、石斛、续断、乌药、陈皮、灵仙。伤重者通身紫胀，周时即死，立刻用原方加苏木、桃仁；轻者三日，嚼碎舌头而死；期内用原方，再加升麻、桂枝，照前用即愈。

膝底穴：在膝盖骨下一寸，属脾、肝二经。红花、归尾、乌药、猴姜、木瓜、陈皮、银花、续断、牛膝、加皮、赤芍、肉桂。重者用原方治之，轻者去肉桂，损破者亦用原方，除破血药可也；若损破不医，必成破伤风，后一百二十日成烂腿，至二日口反自愈矣。其伤毒之瘀血，上行至阳关穴、内正穴，发边者不治，上有封扇穴，二穴在肺下二寸六分。

前关穴：在盖膝下九寸二分，属心经。红花、当归、乌药、陈皮、牛膝、碎补、丹皮、木瓜、续断、肉桂、泽兰、加皮、赤芍。伤重者一二日，不肿不痛三日后，其色紫，在内作脓，用原方治之，消散其脓，自然消其七八分矣；伤轻者，其伤处肿痛，用活血方治之，伤左用左方，伤右用右方，伤二三分者，人不知觉，虽伤自愈，其血上攻至心，一百六十日后，中焦必生发背其毒，先痛，久则然后现其形，色如胭脂，现形之后反不痛，皆以伤血入内凝之之故；治法，先投内伤药三剂，破血为主，后用肿毒药治之即愈。

竹柳穴：在小腿肚子上、膝弯下九寸一分。当归尾、红花、泽兰、赤芍、陈皮、银花、续断、木瓜、灵仙、乌药、丹皮、牛膝。伤重者用原方治之，伤轻者不医。后有病五种：伤入心经，痴呆发病，不省人事；伤肝胆二经，遍身虚黄发肿；伤入肝经，顶门发毒，名为佛顶子，其色赤；伤入脾经，遍身筋缩酸麻；伤入肾，小便流血。其伤入心，在原穴内灸三次后，在百会穴内灸三次，先用原方数剂，后用三黄补心丹；入脾胆上，用活血方外加引经药服之二三剂，后用六味地黄丸即愈；治佛顶疽上治血药，再用肿毒药治之；入肾，用红花、当归、泽兰、赤芍、陈皮、银花、猪苓、木通、连翘、黄芩、甘草。

脚柱穴：在脚面有骨起，似豆之旁。延胡、归尾、丹皮、赤芍、续断、加皮、红花、猴姜、牛膝、生地、泽兰、陈皮。伤重者，立刻痛倒，日后入于经，七日前用原方，七日后加升麻、桂枝引经药服之。伤轻者仅浮肿，不医变脚发背，用肿毒药治之；腐烂不能收，用人参末掺之，即愈，不溃，再用养血药治之。

涌泉穴：在脚底板心内，属五脏。生地、当归、红花、泽兰、乌药、陈皮、猴姜、肉桂、牛膝、赤芍、加皮、羌活。无论伤之轻重，但不知觉；顶重者，其血不能通三关穴道，遍身犹如虫钻，用原方加川芩；如不医，伤人心经，则眼鼻流血，用艾煎汤服之，后用原方；伤入肝经，左半身软瘫，用原方加香附延胡汤。伤如入脾经，浑身发疮穿烂鼻，先用活血药，同时加引经药治之，田螺壳烧灰研末，用鹅油调抹；伤入肺经气胀痛，十五日后入肺经发流注；伤入肾经，小便不利痛甚，用原方去牛膝、羌活、猴姜，加木通、猪苓、泽泻，肚上葱姜熨之即愈。

大续命汤：桔梗、乳香、没药、桃仁、官佳、生地、山楂、丹皮、陈皮、乌药、香附、甘草、麦芽、通草、当归、苏木、山甲、红花。

中续命汤：归尾、红花、赤芍、桃仁、丹皮、苏木、乌药、神曲、甲片、柴胡、枳壳、木香、乳香、没药。

小续命汤：山楂、麦芽、当归、赤曲、苏木、甲片、红花、通草、丹皮、香附、陈皮、乌药、甘草。

护心养元汤：红花、归尾、川芎、赤芍、香附、桃仁、杜仲、柴胡、青皮、陈皮、木香、甘草、苏木、连翘、牛膝、枳壳。

降气活血汤：加皮、红花、苏木、官桂、当归、杏仁、牛膝、赤芍、丹皮、桃仁、香附、乌药。

当归补血汤：防风、当归、川芎、连翘、羌活、独活、乳香、没药、续断、白芷、白芍、杜仲、熟地、生地，童便和服，不可用酒，气虚加人参、黄芩、白术。

普救方：治跌打损伤、吐血劳伤等症。巴豆（用米炒黄）四十九粒，陈仓米一升，苍术（泔水浸）一两，厚朴（姜炒）五钱，陈皮五钱，山楂四钱，当归五钱，木通五钱，三棱五钱，蓬术五钱，枳壳五钱，枳实五钱，半夏（制衣）五钱，藿香四钱，共为末，米汤发丸，如桐子大，空心服，大人四钱，小儿二钱。

止痛方：茅竹节烧为末，白木耳炒燥为末，各等分，酒送下。

夺命七厘散：黄麻灰五钱，大黄三钱，桃仁三钱，乳香三钱，没药三钱，自然铜（醋炙）三钱，血竭一钱，骨碎补（去毛）一钱，共为末，服三分，酒送下。

紫金丹：医跌打伤发闷不醒。地虎（去头足，炙研）二钱，归尾（酒炒）三钱，血竭一钱，大黄（酒炒）一钱，自然铜（醋炙）一钱，碎补（去毛）一钱，白月石一钱（研碎，酒炒），共为末，新瓦罐收贮，临用时一分，八九回自愈接骨。

七厦散：巴霜一钱，槟榔一钱，赤豆一钱，乌药一钱，麝香二厘，参三七一钱，共为末，一日用七厘，三四日用一分，日多不用。

镇风散：治破伤风牙关紧闭，角弓反张，时兴时止者服。鳔胶（切煨，微焙）、杭粉（焙黄）、皂矾（炒黄）各一两，朱砂三钱，共研碎为末，每服二钱，无灰酒送下。

内伤药酒方：当归一两，红花五钱，桔梗八分，赤曲一钱，山楂八钱，陈皮八钱，香附八钱，丹皮八钱，麦芽五钱，青皮七钱，甲片二钱，苏木五钱，半夏三钱，乳香三钱，没药三钱，降香三钱，沉香一钱，木通五钱，花粉五钱，虎骨一钱，甘草三钱，将药入袋浸酒内煎服。

大成汤：治跌打损伤或从高处跌下，致瘀血流入脏腑，昏沉不醒、大小便闭。陈皮、当归、苏木、木通、红花、厚朴、甘草各一钱，枳壳三钱，大黄三钱，朴硝二钱，服两剂不动，再加蜜冲服。

玉真散：治破伤风牙关紧闭、角弓反张，甚则咬牙切齿缩舌。南星、白芷、防风、升麻、白附子各等分，共为末，每服二钱，酒送下，重者三钱，童便调敷亦可。

调中二陈汤：治前症已服行药之后，尚进此药，三服调之。陈皮、半夏、茯苓、甘草、枳壳、红花、大腹皮、川芎、当归、白芍各八分，防风、槟榔、黄芷、桔梗、青皮、乌药、苏木、枳实、黄芩、紫苏各五分，木香二钱，加枣姜煎服。

五虎膏：贴跌打损伤诸般肿毒。半夏、草乌（桐油煎，滴水成珠，滤净听用）、葱汁、姜汁、芥菜汁，用醋将五味同松香煮收，收炼，加百草霜。

杖责良方：松香、半夏，各等分为末，蜜水调敷。

跌打损伤：当归尾一钱，红花、苏木一钱，桃仁（去皮尖）一岁一个，枳壳二钱，为末，童便、酒送下。

代杖丹：川芎、草乌、半夏，各等分，姜汁调擦不痛。

跌打损伤遍身痛方：包（即鲞鱼蒲包，洗净晒燥，烧灰为末）一个，加乳香三钱，没药三钱，自然铜（煅）一钱，共为末，每服二钱。

棒痈方：牛皮胶（炒）二两，穿山甲（煅）一钱，蜈蚣（去头）一钱五分，为末，每服一钱，酒下。

接骨丹：寻远年屎浸瓦片，火炼醋炖七次为末，加自然铜（同上碎）、旧网布三钱，兰根灰三钱，共为末，每服二钱，酒下，其骨自凑。又方：尿浸瓦片焙为末，入麝少许，火酒送下。

跌打损伤方：治恶血攻心闷乱，干荷叶二斤，烧灰为末，章便调送下，二钱。

伤股折臂方：折处凑上缚定，用酒一碗，将雄鸡刺血内冲匀，趁热吃，外用连葱炒热，包缚其上，即愈。

头上折伤即时发肿：鱼胶，火煅燥为末，每服三钱，酒送下。

补血饮：下部。熟地五钱，当归三钱，牛膝二钱，杜仲一钱，香附一钱，丹参二钱，米仁一钱，钩藤一钱，川断五钱，姜黄、甘草梢五钱八分。

打伤煎方：灵仙一钱，寄奴一钱，当归一钱五分，泽泻二钱，红花二钱，桃仁二钱，蒲黄二钱，地骨皮三钱，生姜三钱，羊须一钱，茴香一钱，松节三钱，自然铜三钱，苏木三钱，麒麟竭一钱五分，黄芩二钱。

跌伤疼痛难熬方：尿缸处砖瓦常有日晒者，净过，醋炼七次为末，每服三钱，酒送下。

打伤方：石兰二钱，松节三钱，寄奴一钱五分，杜仲二钱，血竭二钱，虎骨二钱，苏木二钱，加皮二钱，丹皮二钱，乳香一钱五分，没药一钱五分，乌药一钱五分，甘草二钱，桃仁一钱，牛膝二钱，木通二钱，甲片七钱，加葡萄四枚，酒煎服；内伤，加大黄三钱；中伤，加茄皮、枳壳。

七厘散：乳香三钱，没药三钱，血竭二钱，硼砂一钱，半夏二钱，全当归三钱，地虎一钱，巴霜一钱五分，共为末，每服七厘三，白酒送下。

五劳七伤方：生地、红花、桃仁、柴胡、甘草、陈皮、熟地、香附、加皮、乌药、白术、归身、杜仲、木香、苏木各八分，水煎每服下。

实接骨方：白蚁虎（地鳖炙干为末）、乳香、没药、血竭、碎补、归尾、生大黄、硼砂各一钱，自然铜（醋炼七次）一钱，加皮，各研为末和匀，每服八分；上部食后服，下部食前服，白酒送下；其轻者，骨有声即愈；重者药服下，其骨反张以加，肠中胀痛，发热，上不吐，下不泻，皆内疼痛，急加巴霜泥。

秘传接骨丹：接骨木五钱，乳香五钱，当归一两，赤芍一两，自然铜（醋炙）一两，共为末，用黄酒四两溶化，同前药搅匀，丸龙眼大，遇打伤处筋骨及疼痛不可忍，即用一丸，热酒浸化，乘热饮下，大痛即止。

正骨丹：治打伤骨折，血发而伤之，重者用方续骨。真降香、乳香、没药、苏木、松节、自然铜（醋炙七次）、地龙（去土、酒焙干）、生地骨各一两，土狗（油浸）十个，每服下五钱，酒调下，病人自知药性施至顶门，遍身搜至病所，飒飒有声，而骨痊愈，但服后调补元气为主。

打伤敷夹方：凡打伤须先整骨，便只用川乌、草乌等分为末，生姜汁调贴夹定，然后服药，无有不效。

封口药：凡伤损皮肉破裂者封之。牡蛎（煅）、江西赤脂（生研）、红丹（飞净，炒），等分细末，香油调抹疮口；若欲消肿、散血、合口，加血竭，干掺。

金疮灰蛋散：风化石研细，鸡蛋清和成饼，将饼煅过待冷复研细，遇金疮将药掺伤处裹定，血止即愈。

损伤煎药方：寄奴一钱，加皮一钱，泽兰一钱五分，红花三钱，灵仙一钱五分，归尾二钱，白芷八分，牛膝一钱五分，砂仁四粒，葱白三根，酒送下。

复元活血汤：治跌损伤疼血流于胁下作痛，或小伤或痞痛闷。柴胡一钱五分，甲片（炒）一钱，红花七分，大黄（酒炒）三钱，当归一钱五分，甘草七分，桃仁（去皮尖）二十粒，水酒煎服，以利为度。

七厘散：地龙、乳香、没药、自然铜、参三七、制半夏、骨碎补、瓜子仁、茜草、巴霜，共为末，收瓷罐内，每用七厘，火酒一杯服下，后用陈酒一瓶，服之盖被出汗，勿冷见风，服过不可移动，待二时辰，其骨接上有声即住药，多用恐骨过头反为不美。

治跌打损伤十三味煎药方：赤芍（破肝经瘀血，疗心胸烦痛，解周身发热）一钱五分，当归尾（破瘀血，顺肠胃，其有三用：其头乃活血上行，其身养血而中孕，其尾破血而下流，全用活血之功）一钱五分，红花（多则败血，少则活血）一钱，香附（流行气血，调和经络）一钱，延胡索（通经止痛，消小便之瘀血）一钱五分，桃仁（去皮，破瘀血，疗风疼）一钱，骨碎补（去毛，治筋骨周身痛）一钱五分，三棱（血瘀气急可通）一钱五分，蓬术（除胀，直达下气小便中）一钱，乌药（治冷气、寒热气）一钱，木香（平肝顺气，助各药性平和）一钱，苏木（散血气之臃肿疏风，疗骨节之损伤又止痛）一钱，加葱头三个，砂仁（炒）五分，陈酒一碗，河水二碗，煎服。

打伤吐血方：此方不可轻传。泽泻二钱，陈皮七钱，参三七一钱五分，生米仁三钱，广木香一钱，丹皮二钱，元胡三钱，乌药二钱，加京墨水一杯，桂圆核七个，河水煎。

七厦散：儿茶三钱，川芎三钱，当归二钱，血竭一两，肉桂三钱，羌活三钱，乳香三钱，没药三钱，桂枝三钱五分，麝香二分，木耳炭三钱，苎麻皮灰二钱，自然铜三钱，加松节灰二分，共为细末。

四、胡茂忠《跌打伤科》

（一）看症生死伤在何处

凡治跌打，需看清生死穴并损伤之轻重、形色之吉凶，然后下药。如人一身，有上、中、下三部，并再看其伤在何处，形色若何，倘死穴儿伤重者不治，不必言症。即如形色之看，青、红、黄、紫，亦须仔细详审。红而无血能治，紫而无血即死，红黄之色半死半活。死血亦破。红色且活，肿红有救，青紫多亡。如青紫黑色，不知人事，脉来沉，大小二便不通者，虽妙方亦难取效。

凡治损伤，首重推拿、认穴，其次用药。要以药草配合适当，才见功效。药方虽有，系是参考，医者慎之。人之身体，有强有弱，有男有女，有老少之不同，是以用药要知加减和分量等，务宜斟酌为要。

（二）万灵膏

草乌一钱五分，川芎一钱，肉桂一钱，小茴一钱，甘草一钱，麝香一分，共为细末，姜酒调服。此散，如强壮者可服二三钱。若作一服，恐内有草乌，药毒太猛，非所宜也，用者酌之。

（三）止痛药（治打仆伤损、折骨出臼，又金疮破伤等症）

当归一两，牛膝一两，川芎一两，生地一两，赤芍一两，白芷一两，羌活一两，杜仲一两，独活一两，续断一两，肉桂二钱五分，大茴二钱五分，乳没二钱五分，血竭二钱五分，木香二钱五分，丹皮二钱五分，沉香五分，共为细末，佐酒调服，每次服多少，看伤之轻重酌定之（二钱或三钱）。

（四）散血定痛丹（治诸般伤损肿痛）

当归二两五钱，川芎一两五分，赤芍一两五钱，生地一两五钱，白芍一两五钱，牛膝一两五钱，续断一两五钱，白芷一两五钱，杜仲一两五钱，碎补一两五钱，加皮一两五钱，羌活一两五钱，独活一两五钱，制南星一两五钱，防风一两五钱，官桂一两，乳香二两，南木香五钱，丁皮五钱，八角茴五钱。共为细末，黄酒调服，每次服多少，看伤之轻重以酌定之。轻伤服二钱，重伤服三钱。

（五）活血丹（治跌仆损伤神药）

地鳖虫二钱，桃仁二钱，山楂二钱，刘寄奴二钱，五加皮二钱，牡丹皮一钱五分，牛膝一钱五分，延胡一钱五分，当归一钱五分，蓬术一钱，三棱一钱，枳实一钱，槟榔一钱，川芎一钱，赤芍一钱，降香一钱，苏木一钱，灵仙一钱，凌霄花一钱，青皮一钱，大黄一钱，乳没二钱，香附一钱五分，红花一钱五分，水煎，酒和服。如研细末服，每服二钱，壮者三钱，陈酒送下。

（六）内伤神效方（治跌打损伤而未皮破血出者）

地鳖虫三钱，碎补三钱，乳香三钱，没药三钱，当归三钱，大黄（煨）三钱，自然铜（煨）三钱，血竭三钱，硼砂三钱，辰砂三分，共为细末，伤轻者每服，一钱，伤重者一钱五分，陈酒送下。

（七）和伤活血汤（治损伤瘀血、腹胀内壅、青肿外痛、昏闷欲死，伤最重者服之）

穿山甲（炒研）二钱，归尾二钱，红花二钱，苏木二钱，生地二钱，灵仙二钱，加皮二钱，川芎一钱五分，乳没各二钱，花粉一钱五分，桃仁（打碎）二钱，甘草五分，血竭一钱，大黄一钱五分，酒水煎，临服加童便，服后泄出瘀血为效，后服活血丹调理。

（八）复元通气散（治打仆伤损作痛及乳痈、便毒初起或气滞作痛等症）

木香、茴香（炒）、青皮、穿山甲（炙）、陈皮、白芷、甘草、漏芦、贝母各等分，共为末，每服一二钱，温酒调下。

（九）复元活血汤（治跌仆等症，瘀血停凝、胁下作痛甚者，大便不通）

柴胡二钱，归尾二钱，红花二钱，穿山甲五分，大黄（酒炒）一钱，桃仁一钱五分，甘草五分，瓜蒌仁一钱，上酒水各半煎服。

（十）消肿膏（治跌伤肿痛或动筋折骨）

芙蓉叶一两二钱，紫荆皮两二钱，血芷八钱，当归八钱，碎补八钱，独活八钱，何首乌八钱，生南星八钱，橘叶六钱，赤芍六钱，石菖蒲六钱，肉桂二钱，共研细末，用糯米饭捶成烂糊后，放末药再捶，以酒调匀煮滚敷，用布包住，敷药于忠处，以布带捆之。若动筋折骨，加山樟子叶一两二钱，毛银藤皮及叶一两二钱，同前为末，敷法同，外加杉树壳夹定，再以索扎之。

（十一）接骨丹之一（治折骨出臼，无草药处用此方效）

生南星二两，木鳖子三钱，紫荆皮一两，芙蓉叶二两，独活五钱，白芷五钱，官桂二钱，枫香三钱，乳没各一两，松香三钱，共为末，米醋、生姜汁各少许，入酒调匀，摊油纸上夹敷，冬月热敷，夏月温敷。

（十二）接骨丹之二

土鳖虫二钱，自然铜三钱，血竭三钱，碎补五钱，当归五钱，乳、没各五钱，硼砂一钱，大半夏（制）三钱，半两钱一文（此味如无，不用亦可），共为细末，每服八厘或一分，酒服。

（十三）接骨紫金丹（治跌打损伤骨折、瘀血攻心、发热昏晕、不省人事，此药神效）

土鳖虫二钱，乳没二钱，自然铜（制）一钱，碎补二钱，大黄一钱，血竭一钱，硼砂五分，归梢一钱，红花一钱，水煎，酒服。

又方：当归一钱五分，熟地二钱，赤芍一两五分，土鳖虫二钱，乳、没各三钱，碎补二钱，血竭一钱，自然铜一钱五分，元胡一钱五分，桂枝一钱，红花一钱，木香一钱五分，丹皮一钱五分，甘草五分，水煎，酒服。

（十四）补损接骨仙丹（治跌打仆坠、骨碎筋断、肉破疼痛）

当归二钱，川芎二钱，白芷二钱，熟地二钱，补骨脂二钱，五灵脂二钱，广木香二钱，地骨皮二钱，防风二钱，乳没三钱，血竭一钱，合花皮二钱，续断二钱，碎补二钱，自然铜二钱，水煎，酒冲温服。

（十五）和血定痛丸（折骨出臼宜服。治跌折坠堕、筋骨疼痛，或瘀血臃肿，或风寒肢体作痛）

百草霜一两，白芍一两，赤小豆一两六钱，川乌（炮）三钱，白蔹八钱，白芨八钱，当归八钱，南星（炮）三钱，牛膝（焙）六钱，碎补（焙）八钱，共研细末，盐汤温酒送下，孕妇不可服。

（十六）五加皮汤（此汤舒筋和血，定痛消瘀）

当归三钱，加皮三钱，乳没各二钱，皮硝三钱，青皮三钱，川楝子三钱，香附子三钱，丁香一钱，地骨皮一钱，丹皮二钱，木香一分，葱三根，水煎。

（十七）急救散（治跌打损伤）

归尾（酒洗）七钱，自然铜（制）七钱，桃仁（去尖）七钱，红花七钱，陈麻皮三钱，土鳖虫五钱，碎补（酒蒸）二钱，大黄二钱，乳、没各二钱，鹰骨五分，血竭五分，朱砂五分，雄黄五分，麝香五分，共为末收贮，勿泄气。如遇打死尚有微气者，用酒调二厘，入口即活。如骨折瘀血攻心，用药八厘，酒灌之，其伤自愈，神效至极。

（十八）定痛当归散（治诸损肿痛）

当归二两，川芎二两，赤芍二钱，白芍一两，熟地一两，羌活二两，独活二两，牛膝二两，续断二两，白芷二两，杜仲二两，川乌（炮）一两，乳、没各二两，肉桂一两，南木香五钱，茴香五钱，丁皮五钱，共为细末，酒服，量病深浅用药多少。

（十九）橘术四物汤（治跌打磕伤、滞血体痛、脾胃虚弱、饮食少进等症）

当归、川芎、白芍、生地、陈皮、白术、红花、桃仁，用水煎服。如骨节酸痛，加羌活、独活；疼痛不止，加乳没。

（二十）仙方活命饮（治瘀聚成毒，未成即消，已成即溃，乃外科之首方也）

穿山甲三大片，皂刺五分，归尾一钱五分，甘章一钱，金银花二钱，赤芍五分，乳没二钱，花粉二钱，防风七分，贝母一钱，白芷一钱，陈皮一钱，用酒煎服。

（二十一）百合散（治瘀血入胃，呕吐黑血）

川芎、当归、百合、丹皮、生地、犀角、黄连、大黄、黄芩、侧柏叶、赤芍、荆芥、郁金、栀子，水煎加童便服。

（二十二）补损续筋丸（治跌打仆坠、骨碎筋断肉破，疼痛不息）

人参五钱，虎骨一两，朱砂一钱五分，丁香五分，乳、没各五钱，广木香二钱五分，当归二钱五分，丹皮二钱五分，川芎一钱五分，白芍一钱五分，熟地一钱五分，血竭一钱五分，自然铜一钱五分，碎补一钱五分，红花一钱五分，古铜钱二文（此味如无，不用亦可），共为细末，每服二钱，酒服。

（二十三）舒筋散（治闪挫、血沥、腰痛）

玄胡、当归、桂心、牛膝、桃仁、续断，各等分为末，每服二钱，酒调下，空心服。

（二十四）立安散（治挫闪、气滞、腰痛）

白牵牛二钱，当归一钱，肉桂二钱，元胡二钱，杜仲（炒）一钱，茴香（炒）二钱，木香五分，共为末，空心服，酒下，两匙。

（二十五）定痛散（治跌打仆伤，定痛消肿，舒筋和络）

当归一钱，川芎一钱，白芍一钱，官桂一钱，山柰三钱，升麻一钱，防风一钱，紫丁香根五钱，红花五钱，麝香三分，共为末，葱汁调和敷患处。如伤重，药之分扯可以加倍。

（二十六）定痛膏（治打仆伤损、动筋折骨、跌磕、木石压伤肿痛）

芙蓉叶二两，紫荆皮五钱，独活五钱，生南星五钱，白芷五钱，共为末，加马齿苋一钱，捣极烂和末，用生葱汁和酒炒，暖敷。

（二十七）逐瘀至神丹

当归五钱，大黄二钱，生地三钱，赤芍三钱，桃仁一钱，败龟板一钱，红花一钱，丹皮一钱，酒水合煎服。此方中最妙当归、芍药和其血，大黄、桃仁逐其瘀，生地、红花动其滞，一剂即可病去也。

（二十八）乳香散（治打伤手足，疼痛不可忍者）

乳没六钱，肉桂五分，白芷（炒）二钱，白术五钱，当归（炒）五钱，粉甘草五钱，共为末，每服二钱，酒下。

（二十九）没药丸（治打仆筋骨疼痛，或气逆血晕，或瘀血内停肚腹作痛，或胸膈胀闷等症）

乳没一两，川芎五钱，川楝子五钱，芍药五钱，当归五钱，红花五钱，桃仁五钱，血竭五钱，自然铜（制）二钱，共为末，每服二钱，酒下。

（三十）八厘散（治跌打损伤等症，功能接骨散瘀）

苏木面一钱，半两钱（制）一钱，自然铜（制）三钱，乳没六钱，血竭三钱，红花一钱，丁香五分，麝香一分，番木鳖一钱，共研细末，酒服，童便亦可。

（三十一）清心药（治打仆伤损、折骨出臼及肚皮伤破肠出者）

牡丹皮、当归、川芎、赤芍、栀子、生地、黄芩、黄连、连翘、甘草，上引用灯芯草、薄荷煎，入童便和服。

（三十二）何首乌散（治跌打损伤，初起宜服之）

何首乌、当归、赤芍、白芷、乌药、枳壳、防风、甘草、川芎、陈皮、香附、紫苏、羌活、独活、肉桂、薄荷、生地、乳没，入酒煎和服。

（三十三）跌打损伤药酒（此方祛风破瘀，和气血，壮筋骨之良剂也）

当归二钱，加皮二钱，生地二钱，故纸二钱，紫金皮二钱，十大功劳二钱，薏苡仁二钱，猴姜二钱，广木香二钱，羌活二钱，莪术二钱，桃仁二钱，川芎二钱，杜仲二钱，虎骨三钱，上酒二斤浸。

（三十四）紫金药酒（治一切风气、跌打损伤、寒湿疝气，移伤定痛。此酒善通经络，沉疴久病服之，无不获效，若饮三五杯，立见痛止）

紫金皮、官桂、羊踯躅、乳没、元胡、丹皮、郁金、乌药、加皮、广木香、羌活、川芎，用酒浸药服。

（三十五）芙蓉膏（治打仆伤损肿痛，紫黑色久不褪者）

芙蓉叶二两，紫荆皮一两，南星一两，独活五钱，白芷五钱，赤芍五钱，共为末，生姜汁、清茶调，温敷。如伤损紫黑色久不褪者，加肉桂五钱。

（三十六）麒麟竭散（治刀箭伤筋骨断，止血定痛）

麒麟竭五钱，白芨五钱，白蔹一两，黄柏一两，密陀僧一两，炙甘草一两，当归（炒）一两，白芷一两，共为细末，每用少许，干掺疮上，立效。

（三十七）清上瘀血汤（治上膈被伤者）

羌活、独活、连翘、桔梗、枳壳、赤芍、当归、栀子、黄芩、甘草、川芎、桃仁、红花、苏木、生地，水煎，加黄酒、童便服。

（三十八）消下破血汤（治下膈被伤者）

柴胡、川芎、大黄、赤芍、当归、黄芩、五灵脂、桃仁、枳实、栀子、牛膝、木通、泽兰、红花、苏木、生地，水煎，加黄酒、童便服。

（三十九）上部汤药方

川苓、白芷、蔓荆子、当归、赤芍、过山龙、天花粉、陈皮、茯苓、甘草、五加皮，加姜三片，酒熬服，或加升麻、藁本、威灵仙、南星、半夏。

（四十）中部汤药方

杜仲、红花、桃仁、防风、官桂、生地、归尾、枳壳、甘草梢、赤岺、赤芍、过山龙，用水、酒各半煎，半饱半饥服，或加破故纸、细辛、桔梗。

（四十一）下部汤药方

牛膝、肉桂、五加皮、生地、海桐皮、独活、秦艽、赤芍、防己、归尾，用酒、水各半煎，空心服，或加厚朴、木瓜、陈皮。

（四十二）牡丹皮散（治跌仆闪挫伤损、瘀血、疼痛）

牡丹皮、当归、碎补、红花、续断、乳没、桃仁、川芎、赤芍、生地，上水和酒煎服。

（四十三）续骨神丹

当归四钱，大黄一钱，生地二钱五分，龟板二钱五分，白芍二钱五分，丹皮一钱，桃仁一钱，续断二钱，牛膝一钱五分，乳没二钱，红花二钱，羊踯躅五分，水煎服。一剂瘀去，生新骨，即合矣。又二剂去大黄，再服痊愈。

（四十四）跌打损伤方（并治远年夹杆刑伤）

青皮七钱，丹皮七钱，生地一钱，川芎二钱，红花二钱，桃仁二钱，当归二钱，蒲黄一钱，苏木二钱，乳、没各三钱，桂枝四钱。以清水两碗煎成，一碗服后即饮酒，尽量醉睡，盖被取汗。轻伤三帖，重伤五帖，立见功效，忌烧酒七日。

（四十五）七真膏（治敷杖伤）

乳没六钱，三七三钱，轻粉三钱，儿茶二钱，麝香四分，冰片三分，共为末，瓷瓶收贮。遇杖者以蜜调敷，瘀血自散，只此一敷，不必再换。

（四十六）正骨紫金丹（治跌打仆坠、闪错损伤并一切疼痛瘀血凝聚等症）

丁香一两，木香一两，血竭一两，儿茶一两，大黄一两，红花一两，龟头二两，莲肉二两，白茯苓二两，白芍二两，丹皮五钱，甘草三钱，共为细末，炼蜜为丸，每服三钱，童便调下，黄酒亦可。

（四十七）内伤脏腑方

生地、乳没、归尾、续断、乌药、泽兰、苏木、木通、川芎、桃仁、木香、甘草、生姜，用水煎，加童便、陈酒和服。

加减：头痛欲裂，加苁蓉、白芷梢；痛在顶心，加柴胡、藁本、青皮、五灵脂；作寒，加肉桂、陈皮；发热，加柴胡、黄芩；发狂癫痫，加人参、辰砂、金银；自笑，加蒲黄、川楝子；失音不言，加木香、菖蒲；发肿，加荆芥、防风、白芍、金沸草；咬牙无气，加豆豉；喘息，加人参；咳嗽，加阿胶、韭汁；咳嗽带血，加蒲黄、茅花；吐血，加红花、香附、丁香；呕血，不进饮食，加丁香、半夏、山茶花、桑黄、豆豉、砂仁；不思饮食，加生猪脂，同药吞下；见食即吐，加辰砂；呃塞，加柴胡、木瓜、五加皮、车前子；舌长出寸许，加僵蚕、伏龙肝、赤小豆、生铁；舌短缩语言不清，加人参、黄连、石膏；舌上生苔，加薄荷、生姜；口中鼻中出血，加白芨、羚羊角；口中出屎，加丁香、草果、半夏、南星；九窍尽皆出血，加木鳖子、紫荆皮、童便；遍身痛转身不得，加巴戟、杜仲、忍冬藤、红花；汗出不止，加细辛、皂角、薄荷、麝香；汗多，加白术、白芍、细辛、薄荷；汗血，加血余灰；喉中作干，见药即吐，加箭头砂，舌上噙药送下；喉不干，见药吐，加香附、丁香、辰砂；因恐跳跃胸胁闷痛，加柴胡、栀子；胸中瘀血凝滞，加辰砂；血攻心，奄奄欲绝，气不相接，加豆豉；气攻心，加丁香；气喘，加杏仁、枳壳；血气攻心，心中宿血，加黑母鸡汤，掺酒同药服；语言恍惚，时时昏瞶，加木香、辰砂、青硼、琥珀、人参；肠痛，加黑豆汤汁，同酒和药服；腰痛转身不得，加细茶、陈酒；腰疼，加破故纸、肉桂、杜仲、小茴；手足振摇不息，加辰砂、龙骨、远志、苡仁、胡连、茯神、木通；手足软弱不能举物，加麻黄；腹中疼痛，加延胡、良姜；腹左边一点痛，呼吸难忍，加赤岑、茴香、葱白；腹右边一点痛并呼吸亦痛，加草果、连翘、白芷；大便不通，加大黄、朴硝、当归；小便不通，加荆芥穗、葫芦巴、陈年毛竹节、大黄、瞿麦、杏仁、血管鹅毛灰；大便小便不通，加大黄、厚朴、杏仁；大便黑血，加茶脚、侧柏叶、川连；小便出血，加石榴皮、茄梗；大便向来，加升麻、黄芪、诃子、桔梗；小便自来，加厚朴、丁香；屎门气出不收，加升麻、黄芪、白术、柴胡、陈皮、甘草。

（四十八）外伤肿痛方

灵仙、归尾、生地、川芎、白芍、桃仁、乳没、苏木、花粉、川断、木通、香附、泽兰、桔梗、甘草、生姜，水煎加酒服。

加减：伤在头顶，加白芷、升麻、厚朴、苏木；在头目，加草决明、蔓荆花、黄芩；在鼻，加辛夷、鳖甲；在耳，加磁石；在眉颊，加独活、细辛；在唇，加升麻、秦艽；在牙齿，加谷精草；牙齿动摇，加独活、细辛；在左肩，加青皮；在右肩，加升麻；在手，加姜汁数匙、桂皮、禹余粮；在乳，加百合、贝母、漏芦；在胸，加柴胡、枳壳、韭汁；在左胁，加白芥子、柴胡；在右胁，加白芥子、地肤子、升麻、黄芩；在腰，加冬瓜皮、杜仲、牛蒡子、天麻、破故纸、槟榔；腰胁引痛，加凤仙花子；在肚腹，加大腹皮；在背，加木香、羌活、香附；在臀，加槟榔；在小腹，加小茴香；阴茎伤，加血管鹅毛灰；在左右两胯，加蛇床子、槐花；在肛门，加槟榔，槐花、大黄；在两腿，加牛膝、木瓜、苡仁、五加皮、石斛、苏梗；在两足上下，加法同治腿法加之；在两足跟，加芸香、紫荆皮；在诸骨，加苍耳子、碎补、水牛角腮；在骨节，加黄松节；寅、卯时发热，加陈皮、黄连、黄芩、白术；肿痛发热，饮食少思，加人参、黄芪、白术、柴胡；肿痛不赤，加破故纸、菟丝子、大茴、巴戟；青肿，朝寒暮热，加山楂、山药、厚朴、白术、砂仁；漫肿，不大作痛，加赤芍、熟地、杜仲、苍耳；青肿不消，面色萎黄，寒热如症，加人参、黄芪、白术、陈皮、升麻、柴胡；瘀血积聚不散，服药不效，取天应穴，即痛处是也，用银针刺出黑血即消。

（四十九）外伤见血方

益母草、归尾、川芎、生地、白芍、白术、白芷、藁本、乳没、续断、苏木，引加生姜水煎服。凡损伤皮破出血者，诸香不可用，忌酒煎，此秘方也。

加减，伤在头顶，加升麻、肉桂；头骨沉陷，加白芷；脑肿痛，加茯苓、白术；脑髓出，加香附、白附子、牡蛎、龙骨、苍耳子；面青肚痛，加柴胡、升麻、半夏、人参、黄芪、茯苓、陈皮；破处生蛆，加青黛、细辛、蝉蜕、蛇蜕灰；在脑侧近耳寒热者，加丹皮、石枣（即山茱萸肉）、泽泻；目伤出血不止，加木贼、决明、甘菊、细辛、独活；鼻有伤，加辛夷、鳖甲；在额，加独活、细辛；在耳，加磁石；在唇，加牛膝、升麻、秦艽；在齿，加细辛、独活、谷精草；在右肩，加升麻；在左肩，加青皮；在手，加桂枝、桂皮、禹余粮、姜汁；在胸，加贝母、柴胡、枳壳；在乳，加贝母、百合、漏芦；在胸腹，强言乱语，加辰砂、茯苓、远志、金箔、银箔；吐黄水，加木香、木瓜、扁豆、大荷、大黄、砂仁；在左胁，加芥子、柴胡；在右胁，加芥子、升麻；在腹，加大腹皮；腹破肠出，加黄芪、鹿茸；在小腹，加茴香、槐花；在背，加羌活、香附、木香；在肚腹，加土鳖虫、大茴、杜仲、牛蒡、故纸、小茴、白芷、巴戟；在臀，加白蜡、自然铜；在两腿足，加牛膝、苏梗、木瓜、苡仁、石斛、槟榔、加皮；如寒热发搐咬牙唇牵，加升麻、柴胡、天麻；如阴囊肿痛不愈，作寒发热，饮食少思，加人参、升麻、白术、柴胡；伤口作痒，加赤芍、防风、干姜、荆芥、连翘；血出过多瘦弱者，加人参、麦冬；烦躁不止，加柴胡、丹皮；面黑喘急，加人参、桔梗；脓出、口噤流涎，加人参、柴胡、升麻；外脓不干，加白术、苍术，滑石；手足微搐、唇口微动，加钩藤、柴胡；眼开能言，气不相接，加人参、黄芪、白术；手撒不开，汗出如雨，加人参、附子、麦冬、五味子。

（五十）八厘散（专治跌打损伤）

土鳖虫（酒制）二钱，乳香二钱，没药二钱，自然铜（制）二钱，血竭二钱，大黄一钱，碎补（去毛）二钱，硼砂二钱，共研细末，每服八厘，用热酒送下，以棉被盖，出汗即愈。

（五十一）接骨紫金丹（止疼痛，散瘀血，先以此方服之，百试百效）

降香一两，木香一两，血竭一两，儿茶一两，熟大黄一两，红花一两，龟头二两，白芍二两，白岑二两，台乌药二两，丹皮五钱，甘草三钱，以上十二味共为末，每服三钱，童便调下，或用酒亦可。

（五十二）治牙痛方

硼砂三分，牙硝一分，冰片五厘，共为末，搽之口内，吐出涎水即愈。

（五十三）治风火虫牙肿痛方

防风一钱，荆芥一钱，生地一钱，丹皮一钱。上正门牙属心，加黄连、麦冬；下正门牙属三焦，加黄柏、知母；上左右牙属胃，加川芎、白芷；下左右牙属脾，加白术、白芍，上左层牙属胆，加羌活、胆草；下左层牙属火，加大黄、枳壳；上右层牙属肝，加柴胡、栀子；下右层牙属肺，加黄芩、桔梗。外加生姜三片，用水煎，放在碗内，向痛处连漱数次，一昼夜即愈，永不再发。

（五十四）胶艾安胎散（治孕妇顿仆胎动，下血不止者）

人参一钱，黄芩一钱，阿胶（蛤粉炒）一钱，白术（土炒）五钱，当归（酒洗）二钱，熟地二钱，川芎八分，艾叶八分，陈皮四分，紫苏四分，炙甘草四分，引加姜一片、大枣二枚，水煎服。

（五十五）安胎万全神应散（治孕妇三月前后，或经恼怒，或行走失足跌损伤胎，腹痛腰酸，一服即安。虽然见红，一二日间未离宫者加一剂，自安）

当归（酒洗）一钱，白术（土炒）一钱，条岑（酒炒）一钱，茯苓七分，熟地（姜汁炒）八分，白芍（炒）八分，杜仲（盐水炒）七分，阿胶（蛤粉炒）七分，嫩黄芪（蜜炙）七分，川芎六分，砂仁五分，炙甘草三分，用水煎，加酒冲服。如胸前作胀，加紫苏、陈皮；见红，加续断肉（制）、糯米。

代不乏人的吴山铺伤科

一、吴山铺伤科的传承世系

清代初年，在歙县西乡槐塘，程氏家族出生了一个小男孩，父母为其取名程四昆。程四昆长大后，好医学，精伤科，后举家迁往岩寺黄源村，为程氏伤科一世祖。第二代程时彬，字文质，生于康熙末年，与兄时亨、时中均研岐黄，初行医业，后得黄姓医术，所以“吴山铺伤科”早时被称为“黄源村伤科”。第三代程士华。第四代程鹤生。第五代程永裕，字大成，由黄源迁居歙东吴山铺，专治伤科，因医术精湛活人无算，故后世称之为“吴山铺伤科”。第六代程世祚，生于道光六年（1826），字福田，号兆祯，永裕之五子，例授登仕郎，继承祖传伤科医业，卒于光绪二十五年（1899）。第七代程秉烈，生于道光三十年，字继周，世祚之次子，国学生，旅浙江衢州时，在寓所见《伤寒明理论》，于是作《伤寒注释》2卷，又撰《脉诀捷径》1卷传于世，殁于民国元年（1912）。第八代程润章，生于同治八年（1868），又名绍业，秉烈之长子，继承父辈伤科医术，闻名于世，作《伤科汤头歌诀》，卒于民国十六年。秉烈，字继周，国学生，曾行医歙南瞻淇，书成后稿存于家。长子润章（1868—1927），字绍业；次子杰良，字绍远，均继承其业。润章有三子木斋、谨斋、纪斋均继祖业。程木斋居瞻淇行医，传子光梓，后无传。谨斋传长子光亨，光亨传子庚灿，庚灿传子世童，现仍在歙东吴山铺行医乡里。纪斋（1905—1954），润章第三子，字振刚，传子光显（1924—1993）。第九代程纪斋，字振纲，润章三子，以伤科名世，享年83岁。第十代程光显，生于民国十三年，殁于1993年，纪斋之子，初中就读两年，即随父学医，1958年参加桂林联合诊所，后调任歙县城关区卫生院副院长，1979年经安徽中医考核选定为名老中医。第十一代程建平，生于1959年，光显长子，1978年在歙县城关医院随父学医，1981年出师，任歙县徽城镇卫生院（城关医院）骨伤科主治医师。著有《钢板治疗不稳定骨盆骨折》《刮水渗湿药在骨伤科中的应用》，2005年获“中国当代骨伤名医”称号。第十二代程箫，生于1986年，建平之女，自幼随父学医，现就读甘肃省农业大学博士生。方歆（1983—　），2009年10月经歙县公证处公证为建平徒弟，在徽城镇卫生院学习“吴山铺祖传伤科”医术，2012年6月毕业于北京中医药大学远程教育中医专业。光显传建平、建军二子。现二人分别在歙县徽城卫生院及歙县中医院行医，仍继祖业。

在新安医学800多年的历史长河中，吴山铺伤科父传子，子传孙，代代相传，即便是客寓他乡，亦不忘记传承祖传伤科品牌的责任和义务，涌现出许多著名的程姓医家，如程醶、程玢、程衍道、程林、程应旄、程时彬、程曦、程翼安、程芝田等。“吴山铺程氏伤科”在徽歙一带百姓口中耳熟能详。

二、吴山铺伤科医疗特色

吴山铺伤科对伤科病症的治疗以内服中药煎剂为主，内治主张活血兼祛瘀，重视风、寒、湿对折伤病人治疗的影响。治疗分为前后两期，前期以化瘀、消肿、止疼为主，后期则以调整肌体、培养气血为主，用药灵活多变。外用秘制伤膏助其局部化瘀定痛。对于关节骨折患者，初期给予手法复位，采用小夹板固定，操作简便利于换药和复查，并适时予以功能锻炼。运用吊梯、爬墙、摇手、坐凳等一系列行之有效的治疗手法，使患者得到最好的恢复。祖传秘制膏药，由100多味中草药，经精心加工而成，专治风寒、痹症。跌打损伤，有散续镇痛、祛风散寒、舒筋活血的功效，特别是对软组织挫伤有奇特疗效。用药灵活多变，药无定方，方随法转，视患者伤情轻重，体质强弱而定。第十一代传人程建平，在继承祖传医学的基础上，广征博采，汲取西医知识，结合自己的临床经验，不断探索，并借助现代医学的诊疗手段，通过改良药方，形成了自己的治疗特色。对于痛风、风湿性关节炎、骨髓炎、颈椎病、腰椎间盘突出等疾病采用内外兼治的方法，治愈者无数。改良祖传秘制膏药，能在短期内解决软组织挫伤病人的痛苦。

吴山铺程氏伤科不仅长于折伤治疗，亦间以外科、内科行世。程氏后世传人现存有民国二年手抄制药秘方1册。部分祖方为黄源村传出，共计184方，内容包括内、外、妇、儿、五官各类别。

三、吴山铺伤科为安徽省非物质文化遗产

歙县吴山铺伤科为新安医学重要组成部分，产生于清康熙年间，至今已传承十二代，且留下很多珍贵的研究性著作，如《伤寒注释》《脉诀捷径》《伤科汤头歌诀》等。

吴山铺程氏伤科，对伤科病症的治疗以内服中药煎剂为主，内治主张活血兼祛瘀，重视风、寒、湿对折伤病人治疗中的影响。治疗分为前后两期，前期以化瘀，消肿、止疼为主，后期则以调整肌体、培养气血为主，用药灵活多变。外用秘制伤膏助其局部化瘀定痛。对于关节骨折患者初期给予手法复位，采用小夹板固定，操作简便利于换药和复查，并适时予以功能锻炼，吊梯、爬墙、摇手、坐凳等一系列行之有效的手法治疗，使患者得到最好的恢复。

吴山铺伤科的祖传秘制膏药，由100多味中草药，经精心加工而成，专治风寒、痹症，跌打损伤，有散续镇痛、祛风散寒、舒筋活血的功效，特别是对软组织挫伤有奇特疗效。

吴山铺伤科为安徽省非物质文化保护遗产。

深得武当正宗真传的江西程氏伤科

江西程氏伤科创始人程定远，号天笠，生于清光绪三十三年（1907），卒于1996年，享年89岁，安徽省休宁县人。自幼受族祖程赞臣、姐夫洪德喜（皖南伤科名医）、堂兄程门雪影响，立志学医。民国十二年（1923），拜苏州伤科名医汪兰斋为师，在武功、医德、医技方面受益极深，均达相当高的造诣。民国二十一年，程氏考入南京中央国术馆，专门研究内家武术及推拿接骨技术。后辗转于江苏昆山、苏州、无锡等地，传授内家武功，并悬壶济世。后在江西南昌创天笠太极拳社，同时开设伤科诊所。以“拳剑雪耻”“青囊济世”为宗旨，传武、医民。1959年，程氏在南昌市公费医疗门诊部工作期间，曾组建南昌市伤科研究所，并被推任为所长。后任江西省伤科学会顾问、南昌市中医学会常务理事、江西省人体科学研究会顾问、江西省气功研究会顾问、全国气功科学研究会功理功法委员会顾问、南昌市太极拳气功研究会顾问、江西省武术协会副主席等。

一、江西程氏学术渊源

程氏系“武当正宗淮河流派”第二十二代传人。“武当正宗”渊源于南宋武当山真人张三峰，他主张法宗自然，以吐纳、导引、内家武功养生健身，创立“以柔克刚”的十三式太极长拳，以技击著称于世。并擅长丹术，运用内功、推拿医治跌打损伤及其他疑难杂症。经后人不断完善，“武当正宗”的武功与医术独成体系，流传于世，“武当正宗”的流派颇多，较著名的有安徽淮河“武当正宗”、欲县太极正宗等等。安徽淮河“武当正宗”，系明末遗老程仕钧所传。仕钧隐居颍水，业渔为生，结交贤志之士，传授“武当正宗”功法和医术，门禁甚严，品德高尚，深受武林推崇，因而形成了“武当正宗淮河流派”。此派最重基本功法，主张在武功扎实的基础上，再传治病技术。

程氏深得淮河武当正宗真传，主张医者必须有坚实的“武当功法”，主张“外治”为主的治疗准则。认为推拿、针灸是主要的外治疗法。“草”“丹”既可内服，又可外用，是重要的治疗方法。“一双手、一根针、一把草、一炉丹”的综合疗法是武当医学的精华。

二、程氏的功法

（一）注意基本功法

程氏极为注意健身功法，认为这是增强体质的关键，是技击自卫的基础。只有练好健身功法，才能有充沛的精力来研究和治疗各种损伤及疑难杂症。他常用的健身功法是蹲桩、练步、练腿、气功、太极拳、剑、云和功、三焦功、五行功等。

（二）程氏的练功口诀

“推拿摸字在晨昏，抓捻拧撑要认真。四肢推与平推异，撑即是按按是撑。抓与拿捏功相似，揉字应分三步行。攘法平推掌中练，捶在膝头拍掌心。”所谓“推拿摸字在晨昏”，是指自练，即练者要在起床后、入睡前，在自己肌体上仔细揣摩骨骼与关节的结构、部位、形状等，以利临床诊断和治疗。“抓捻拧撑要认真”，系指抓（抓沙包、抓坛口，以练指力）、捻（用大拇指与四指对捻后捻小沙包）、拧（双手拧竹筷一把或一手推拳而用另一手掌握住拳头，对抗用力拧转）、撑（用五指尖与地、桌、椅、墙等对撑，用五指插沙包、米袋等）4种练功方法。“四肢推与平推异”，平推，指应用于腰胁、胸背部的推拿手法。而四肢的推拿手法则以揉、捏、拉、转等手法为主，辅以抖、搓手法。“撑即是按按是撑”，此两种手法相似，宜细心体会。“抓与拿捏功相似”，指两者虽手法有异，但功效相似。“揉字应分三步行”，系指单指揉、多指揉和掌根揉3种不同揉法，练习中应仔细体验。“攘法平推掌中练”，寸哀法和平推两种手法，可随时利用自己的双手掌来练习。“捶在膝头拍掌心”，捶法可在自己膝上练，拍法可用两手掌互拍进行练习。程氏认为，一个有素质的推拿医师，功与法都须具备，而算术功法则是临床疗效的保证。

（三）“六和功法”

“武当正宗六和功”是武当淮河派太极拳法中的精髓，是一种动静结合、阴阳相济、运气强身、培元固本、祛病延年的健身功法。他强调精神内守，心静神清，着重练意，以意行气，意气相随，意行气行，意通气通，意守丹田，吐故纳新，呼吸自然。其精髓是调和气血，平衡阴阳。“六和功”动作缓慢柔和，简便易学，功效显著，还因其不靠周天运气，不采用逆式呼吸，故无出偏之忧。这一为人民健康服务的功法，已推广于河北、湖北、广西、山西、江苏、浙江、四川等省市，成为中老年人健身保健和青少年启迪智力的好功法。

（四）推崇“外治法”

程定远将“外治法”归纳成10法：即推、针、灸、照（即艾火疗法），法取圆形直径过半之夹袋一个，中嘴艾绒，以“跌打药酒”浸湿，置于三迭湿毛巾中，用棉球酒精点燃艾袋，然后疾速扑在疼痛部位，连续约30次，用治肾虚腰痛、肩膝痹痛等顽症，气数（外敷秘方药物跌打紫金丹）、贴（外贴秘方药物跌打追风膏）、擦（外擦秘方外用药跌打药酒）、熏（药物熏洗）、拔（拔罐疗法）、放（放血疗法）。此10种外治法，辨证施治，灵活运用，相辅相成，具有极好的临床治疗效果。

（五）推拿手法

程氏根据多年的临床实践，将推拿手法整理成歌诀，用以课徒。口诀是：“摸托端提理接斗，推拿按摩气血和。母法八字传千古，子法二七变化多，揉握捻搓能镇痛，垂危叩掐立时苏。捶拍滚切精神爽，摇转抖拉筋络舒。补虚泻实君须记，内伤外感也能医。手法机巧随心转，起死回生妙无比。”口诀中的“母法八字”为：摸、托、端、提、推、拿、按、摩。“子法二七”的含义为14种手法，即：揉、捏、捻、搓、叩、掐、捶、拍、滚、切、摇、转、抖、拉。武当正宗的推拿功法，临床应用范围颇广。对骨折、关节脱位、新旧伤损、颈椎病、腰痛、痹证、外伤性截瘫以及神经衰弱、头痛、慢性胃下垂等疾病，都能运用。此外，程氏在治病时，还注意向患者传授各种适宜功法，充分调动人体自身的免疫力，增强抗病能力，以巩固疗效。

（六）针灸疗法

程氏对针法和灸法有独到的临床经验。他的针刺手法娴熟，许多疾病常能应手而愈，尤搜用芒针进行治疗，常用5寸、7寸、9寸3种针，认为它具有取穴少、效果好的特点。灸沙常匀针汁配合应用。程氏认为，灸法只适用于虚寒症，不适于“实热”病证。灸法能弥补针法之不足，其温经散寒、扶正回阳之功，优于针法。

（七）药物疗法

程氏充分运用“一把草、一炉丹”，擅长药物内外治法。根据师传和自己几十年的临床实践，研制出许多验方，并种植八棱麻、铁拳头、菊花、木芙蓉、曼陀罗等草药，均获良好临床效验。除前已述及的各种外用药物外，还有如治疗新老伤损、气滞血奈、硬肿疼痛的“神效十宝丹”“老十宝丹”，治疗远年陈伤疼痛的“神效红宝丹”，以及“神效夺命丹”“急救黑锡丹”“神效跌打汤”等许多效验俱佳的内服丹药。程氏用药，重视辨证施治，随症加减，不拘泥于一方一药。

（八）骨折的治疗

程氏主张三期辨证用药。初期：主张活血化瘀、舒经通络、消肿止痛、接骨续筋，用“复元活血汤”加减。中期，强调和营通络、止痛续断、调和气血，用“和营止痛汤”加减。后期，注意健脾生化、补益筋骨，用“八珍活络汤”加减。此外，程氏对培养年轻人极为重视。举办了多种进修班，亲自授课，培养学生900多人。其传人运用“武当正宗”伤科在各自的岗位上治愈了不少病人。

武术伤科洪正福

洪正福1923年出生于安徽祁门，祖籍祁门县金字牌镇洪村（洪村古称择墅，又名桃源），于2003年去世。4岁开始习武，抗战时期随父入闽，1940年在福建永安巧遇著名武术教育家、技击家万籁声先生，师从万老先生习武50余载，勤学苦练，悉心学习六合门、自然门武功，终成万老先生的得意高徒。1957年洪正福参加全国武术观摩评奖大会，荣获表演奖。1992年万老先生去世前，还特地亲笔写了“洪正福为我门传人”的遗书。

1976年洪正福到福建体院（现集美大学体育学院）任教，一心扑在事业上，一周竟上42节课，几乎没有多少休息时间，洪正福说：“我要抢时间，努力把文革中的损失夺回来。”由于他长期不懈地努力，执教40多年来，桃李遍布省内外，数以千计，有的学生在全国武术比赛中摘金夺银，更多的成为传承武术的骨干力量。他所带领的教研室，多次被评为福建省、福州市先进集体。

洪正福文武双全，在学术上造诣亦高，先后撰写、参与摄制了《气功与太极拳》《福建南拳技术资料》《福建武术人名辞典》，及《洪正福武术专辑》的六合门、自然门教学录像片等著作。1986年，在担任福建省武术挖掘整理领导小组副组长期间，还主编了《福建武术拳械录》第一、二集，共数十万字。1991年洪正福被定为“中国当代武术名人”。曾任第一届福建省武术协会副主席。

在漫长的武术生涯中，人们没有听到过洪正福有诸如击败某某外国人的神奇故事，然而，大家公认他技艺精湛、武德高尚，孜孜不倦地传武、佑德、传医，使他在国内外具有相当影响力。

“文革”期间，洪正福被下放福建省大田县6年，除教授武术外，专事跌打损伤，治疗骨伤科患者1万多人次，从不拿病人一分钱。洪正福为人真诚热情、乐于助人，业余教学从不计报酬。

洪正福1956年被评为福州市先进教育工作者、1981年被评为福建省体育先进工作者、1982年至1992年十年间五次被评为厦门市劳动模范、1985年被国家体委授予新中国体育开拓者奖、1989年被国家体委授予“全国优秀教师”荣誉称号；1992年他的业绩已入选《八闽英模录》，同年被中国武术协会授予“荣誉委员奖”；1993年起享受国务院“政府特殊津贴”。

2013年12月28日在厦门高殿武术馆举行纪念著名武术家洪正福老师诞辰90周年暨2013年厦漳泉龙四城市六合自然门功夫演武大会，福建省武术协会副会长林建华、集美大学体育学院运动系原主任吴珊珊等武术界人士，以及四市20支代表队约150名传人及运动员参加了纪念活动和演武大会。林建华副会长在大会总结时说：“洪正福在福建武术史上的地位是不可磨灭的，他的人格和学武风范是我们学习的榜样，更是一笔值得珍视的武学财富。”

附：新安伤科医家简介

王　尚

王尚，休宁县人，明代新安伤科名医。自小研习外伤科，因母病，求医于浙江浦江县，得人传授药草。后寓居杭州行医，善治跌打损伤及脑外伤。曾遇腹破肠出之病人，王尚将肠洗净后纳入腹中，用桑皮缝合而愈。由此求医者接踵而至，无论贵贱贫富，均以先后为序，一视同仁，医名渐重。因其患哮喘，杭人戏称之为“王哮”。

程时彬

程时彬，字文质，生于清康熙末年（1722），歙县槐塘人。随父程四昆迁居歙西黄源。时彬与兄时亨（字金质）、时中（字永质）均研岐黄，以医为业。后得黄姓医书，精于伤科。传医于子士华、孙鹤生。

程永裕

程永裕，字大成，时彬之曾孙。幼随父鹤生学医，专治伤科。因寓居歙东吴山铺，后人称“吴山铺伤科”。

程世祚

程世祚，字福田，号兆祯，永裕第五子。生于道光六年（1826），卒于光绪二十五年（1899），例授登仕郎，继承祖传伤科医业。

程秉烈

程秉烈，字继周，世祚之次子，生于道光三十年（1850），卒于1912年，国学生。徙居歙南瞻淇行医，专于伤科。旅衢州时，于寓所见《伤寒明理论》，乃作《伤寒注释》2卷，又撰《脉诀捷径》1卷。长子润章、次子杰良承其业。

徐少庵

徐少庵，歙县人，清代新安伤科名医。辑订有《啖芋斋杂录》3卷，专论跌打损伤的治疗，并附穴位图和拳势图，以资锻炼，有抄本传世。

第二章

新安伤科精华

第一节　损伤概述

损伤是骨伤科临床的最常见疾病，主要表现为骨折、关节脱位和伤筋，新安医家对其论述颇多，代表性的有吴谦等编著的《正骨心法要旨》，书中记载了各部位的骨折脱位达30余种、损伤内证10余种，刊印了正骨图谱和器具图谱，归纳了“摸、接、端、提、推、拿、按、摩”正骨八法；在强调手法复位的同时，重视合理的固定及内外用药，这些治疗原则仍在现在的临床起到指导作用。现就新安医家对损伤的病因病机、辨证、手法及理法方药的论述加以分析研究。

病因病机认识

新安医家认为，损伤的病因主要与跌伤、打伤等外因有关，此外尚与年龄、体质等内在因素有关，损伤的病机可与气血、津液、经络、脏腑等有关。

如《医宗金鉴·正骨心法要旨》引用《内经》经文阐述损伤的病因病机，如《灵枢·邪气脏腑病形》篇曰：“有所堕地，恶血在内，有所大怒，气上而不下，积于胁下，则伤肝。”

其注释为“人因堕坠，血已留内，若复因大怒伤肝，其气上而不下，则留内之血，两相凝滞，积于胁下，而肝伤矣”。认为跌打损伤后淤血留于体内，由于肝藏血，瘀血从其所属而归于肝，从而影响肝的功能，这就是所谓的“败血必归于肝”之理。对于损伤与肺的关系，引用《素问·脉要精微论》曰：“肝脉搏坚而长，色不青，当病坠，若因血在胁下，令人喘逆。”注：此言肝脉有刚柔，而病亦以异也。肝脉搏击于手，而且坚且长，其色又不青，当病或坠或搏，而血积于胁下，令人喘逆不止也。正以厥阴之脉，布胁肋，循喉咙之后；其支别者，复从肝贯膈上注肺，今血在胁下，则血之积气上熏于肺，故令人喘逆也。认为损伤后瘀血留内而归于肝，则见肝脉搏坚而长的弦脉，面色不青表示无肝胆疾病。而足厥阴肝经布于胁肋，并循行喉咙之后，其别支从肝脏贯穿横膈再上注到肺；此外，肺属金，肝属木，肝经血瘀为木气偏亢，木亢则反侮肺金，导致肺金虚损而出现喘逆之证。

损伤与脾的关系，《灵枢·邪气脏腑病形》篇曰：“有所击扑，若醉入房，汗出当风，则伤脾。”其注释为：有所击扑，乃伤其外体也。如醉后入房，或汗出不知避忌当风，则邪客于肌肤，伤其内体矣。是皆伤脾之因也。认为击扑损伤则瘀血留内，瘀血归于肝而肝经瘀血，肝属木，脾属土，木盛则乘土，从而导致脾土虚弱。而醉酒、行房事、汗出过多又可造成阴血亏虚，加上感受风寒，则脾阳受困，气血生化不足，又影响损伤的修复。

损伤与津液的关系，《医宗金鉴·正骨心法要旨》引用《金匮要略》曰：“寸口脉浮，微而涩，然当亡血，若汗出。设不汗出者，其身有疮，被刀斧所伤，亡血故也。”其注释为："经言：夺血者无汗，夺汗者无血。盖二者皆当脉浮微而涩。今诊之如此，是有枯竭之象，而无汗出之证，非亡血而何？故知有金伤或击扑而亡血之证也。"由于寸口脉微为阳虚，脉涩为血虚，脉浮为血虚不能涵阳，三脉并见当属阴血亏虚，由于津血同源，如果患者无出汗过多的病史，那就只能归咎于失血，但失血又有吐血、下血等，现患者身有刀斧金疮，由此可知寸口脉浮微而涩且无汗的原因是金疮失血。

对于损伤与经络的关系，《医宗金鉴·正骨心法要旨》引用《灵枢·厥病论》曰："头痛不可取于腧者，有所击堕，恶血在内，伤痛未已，可侧刺不可远取之也。"其注为：经言恶血在内，头痛不可取其腧者，盖头痛取腧，以泄其气，则头痛可愈也。若有所击堕，恶血在内，而取腧以泄其气，则是血病治气矣，故勿取其腧焉。若所击扑少胭肉伤痛不已，虽用刺法，亦只于所伤附近之侧刺之，以出在内之恶血而已。若仍按经远取诸腧，以疗头痛，则不可也。认为气为血之帅，血为气之母，气行则血行，气滞则血瘀，而经络为气血运行的通道。如果损伤后瘀血留内则气机阻滞而出现疼痛，如瘀血积聚引起的头痛，治疗时只可侧刺而不可远取腧穴进行针刺。因为远取腧穴进行针刺只能泄除经络中运行的气，却不能祛除瘀血，而气虚则瘀血更难以祛除，所以不可远取腧穴。侧刺损伤局部可直接消散瘀血，瘀血散则气机得以运行，疼痛得以治愈。

病证诊断鉴别

损伤之证可分外伤和内伤，新安医家对损伤的诊断主要依靠望、闻、问、切四诊，尤其重视采用触摸手法来判定外伤中的骨折、脱位和筋伤。

如《医宗金鉴·正骨心法要旨》云："摸即用手仔细摸患处。手下可感知骨断、骨碎、骨歪、骨整、骨软、骨硬。筋强、筋柔、筋歪、筋正、筋断、筋走、筋粗、筋翻、筋寒、筋热以及表里虚实，可知患处的新旧。摸而知其病因：跌打，挫闪或打撞。"《江氏伤科方书》也通过摸法来判断有无骨折，如"凡打伤跌肿，肉中之骨不知碎而不碎，医人以手轻轻摸肿处，若有声者，其骨已破"。在诊断中新安医家更重视骨骼的生理和病理解剖，如《医宗金鉴·正骨心法要旨》在论述手法的重要性时说："盖一身之骨体，既非一致，而十二经筋之罗列序属，又各不同，故必素知其体相，识其部位，一旦临证，机触于外，巧生于内，手随心转，法从手出。"通过合适的手法，"则骨之截断、碎断、斜断，筋之弛纵、卷挛、翻转、离合，虽在肉里，以手扪之，自悉其情，法之所施，使患者不知其苦，方称为手法也。"对肘关节脱位，"肘骨者，胳膊中节上、下支骨交接处也，俗名鹅鼻骨。若跌伤，其肘尖向上突出，疼痛不止，汗出战栗"。可见尺骨鹰嘴后移出现靴状畸形是肘关节脱位的重要体征。

损伤除了出现外伤的骨折、脱位和筋伤外，往往伤及气血，甚至连及脏腑，因此临床辨证应注意有无内伤，如《医宗金鉴·正骨心法要旨》曰："凡跌打损伤、坠堕之证，恶血留内，则不分何经，皆以肝为主。盖肝主血也，故败血凝滞，从其所属，必归于肝。其痛多在胁肋、小腹者，皆肝经之道路也。若壅肿痛甚，或发热自汗，皆宜斟酌虚实，然后用调血行经之药。"

治疗原则发挥

1. 重视手法在损伤中的重要性，并将手法分为摸、接、端、提、按、摩、推、拿八法。

《医宗金鉴·正骨心法要旨》详细论述了八法的方法和适应证，如“接者，谓使已断之骨，合拢一处，复归于旧也。凡骨之跌伤错落，或断而两分，或折而陷下，或碎而散乱，或岐而傍突。相其形势，徐徐接之，使断者复续，陷者复起，碎者复完，突者复平。或用手法，或用器具，或手法、器具分先后而兼用之，是在医者之通达也。”

“端者，两手或一手擒定应端之处，酌其重轻，或从下往上端，或从外向内托，或直端、斜端也。盖骨离其位，必以手法端之，则不待旷日持久，而骨缝即合，仍须不偏不倚，庶愈后无长短不齐之患。”

“提者，谓陷下之骨，提出如旧也。其法非一；有用两手提者。有用绳帛系高处提者。有提后用器具辅之不致仍陷者。必量所伤之轻重浅深，然后施治。倘重者轻提，则病莫能愈；轻者重提，则旧患虽去，而又增新患矣。”

“按者，谓以手往下抑之也。摩者，谓徐徐揉摩之也。此法盖为皮肤筋肉受伤，但肿硬麻木，而骨未断折者设也。或因跌扑闪失，以致骨缝开错，气血郁滞，为肿为痛。宜用按摩法，按其经络，以通郁闭之气；摩其壅聚，以散瘀结之肿，其患可愈。”

“推者，谓以手推之，使还旧处也。拿者，或两手一手捏定患处，酌其宜轻宜重，缓缓焉以复其位也。若肿痛已除，伤痕已愈，其中或有筋急而转摇不甚便利。或有筋纵而运动不甚自如。又或有骨节间微有错落不合缝者。是伤虽平，而气血之流行未畅，不宜接、整、端、提等法，唯宜推拿，以通经络气血也。盖人身之经穴，有大经细络之分，一推一拿，视其虚实，酌而用之，则有宣通补泻之法，所以患者无不愈也。”

此外，《医宗金鉴·正骨心法要旨》还介绍了一种攀索、叠砖的方法进行复位，这在当时是一种较为先进的复位方法。“攀索者，以绳挂于高处，用两手攀之也”。“叠砖者，以砖六块，分左右各叠置三块，两足踏于其上也。

用法释义：凡胸腹腋胁，跌打碰撞垫努，以致胸陷而不直者。先令病人以两手攀绳，足踏砖上，将后腰拿住，各抽去砖一个，令病人直身挺胸，少顷又各去砖一个，仍令直身挺胸，如此者三，其足着地，使气舒瘀散，则陷者能起，曲者可直也。再将其胸以竹帘围裹，用宽带八条紧紧缚之，勿令窒碍。但宜仰睡，不可俯卧侧眠，腰下以枕垫之，勿令左右移动”。

2. 骨折复位后应采用适当的固定器具进行固定。《医宗金鉴·正骨心法要旨》中介绍了多种固定器具，以适用于不同部位的骨折和脱位。固定器具的重要性在于“跌扑损伤，虽用手法调治，恐未尽得其宜，以致有治如未治之苦，则未可云医理之周详也。爰因身体上下、正侧之象，制器以正之，用辅手法之所不逮，以冀分者复合，欹者复正，高者就其平，陷者升其位。则危证可转于安，重伤可就于轻，再施以药饵之功，更示以调养之善，则正骨之道全矣”。

对于四肢长骨干骨折可采用竹帘进行固定，“竹帘者，即夏月凉帘也，量患处之大小长短裁取之。

用法释义：凡肢体有断处，先用手法安置讫，然后用布缠之，复以竹帘围于布外，紧扎之，使骨缝无参差走作之患，乃通用之物也”。

对于锁骨骨折或肩锁关节骨折脱位可用披肩固定，“披肩的制作：熟牛皮一块，长五寸，宽三寸，两头各开二孔，夹于伤处，以棉绳穿之，紧紧扎牢。与木板比稍微感觉柔活。用法：凡是两肩跌打损伤，其骨或断或碎或侧突，或为斜行骨折，或故错缝并伴有筋翻转。治疗时，让患者仰卧凳上，使骨折复位，并通过理筋手法理顺筋脉。先用棉花贴身垫好，然后用披肩夹住肩的前后，系紧绳索，外用白布缠裹，用长二尺余，宽三四寸扶手板，两端穿绳悬空挂起前臂，从而不使肩骨下垂。七日后打开披肩查看，如果痊愈，可拆板不用。如未能愈合，则仍要使用。若不按照此方法治疗，可造成肩部的残疾”。

髌骨骨折可用抱膝固定，“抱膝者，有四足之竹圈也。以竹片作圈，较膝盖稍大些，须再用竹片四根，以麻线紧缚圈上，作四足之形，将白布条通缠于竹圈及四足之上，用于膝盖，虽拘制而不致痛苦矣。

用法释义：膝盖骨复于楗、骺二骨之端，本活动物也。若有所伤，非骨体破碎，即离位而突出于左右，虽用手法推入原位，但步履行止，必牵动于彼，故用抱膝之器以固之，庶免复离原位，而遗跛足之患也。其法将抱膝四足，插于膝盖两旁，以竹圈辖住膝盖，令其稳妥，不得移动，再用白布宽带紧紧缚之”。

脊柱骨折可用腰柱固定，“腰柱者，以杉木四根，制如扁担形，宽一寸，厚五分，长短以患处为度，俱自侧面钻孔，以绳联贯之。

用法释义：腰间闪挫岔气者，以常法治之。若腰节骨被伤错笋，膂肉破裂，筋斜伛偻者，用醋调定痛散，敷于腰柱上，视患处将柱排列于脊骨两旁，务令端正；再用蕲艾，做薄褥覆于柱上，以御风寒，用宽长布带，绕向腹前，紧紧扎裹，内服药饵，调治自愈”。

3. 损伤的治疗应内外相结合。新安医家对于损伤的治疗重视手法复位、固定和内外用药相结合，这也是我们现在临床上治疗损伤的治疗原则。如对肱骨骨折的处理，《医宗金鉴·正骨心法要旨》曰：“臑骨，即肩下肘上之骨也。自肩下至手腕，一名肱，俗名胳膊，乃上身两大肢之通称也。或坠车马跌碎，或打断，或斜裂，或截断，或碎断。打断者有碎骨，跌断者则无碎骨，壅肿疼痛，心神忙乱，遍体麻冷。皆用手法，循其上下前后之筋，令得调顺，摩按其受伤骨缝，令得平正。再将小杉板周围逼定，外用白布缠之。内服正骨紫金丹（丁香、木香、瓜儿、血竭、儿茶、熟大黄、红花、当归头、莲肉、白茯苓、白芍、丹皮、甘草），外贴万灵膏（鹳筋草、透骨草、紫丁香根、当归、自然铜、瓜儿血竭、没药、川芎、赤芍、半两钱，红花、川牛膝、五加皮、石菖蒲、茅山苍术、木香、秦艽、蛇床子、肉桂、川附子、半夏、石斛、萆薢、鹿茸、虎胫骨、麝香）。如臃肿不消，外以散瘀和伤汤（番木鳖、红花、生半夏、骨碎补、甘草、葱须）洗之。”

4. 损伤的救治要分清轻重缓急。损伤之证可有头部、胸部以及内脏的损伤，随时都可能出现生命危险，新安医家重视危重症的诊断和治疗。如《跌打秘方》曰：“凡人看指甲，先看中指甲，黑色者伤重，脚指甲黑色者亦重。眼内有红筋或眼白珠赤色者亦凶，面黑者大凶。睾丸上升者更凶，脚底黄色者亦凶。”“凡跌打损伤重症，不可匆忙下药。若患者不能开口，先将乌梅嚼烂擦其牙龈，或将皂角末吹入鼻中，得喷嚏口即开，随用韭菜根捣汁顿热和童便服之。不下咽者难治，若纳下即同瘀血吐出，视其伤之轻重，先服夺命神丹，随服疏风理气汤，外敷吊伤丹。若小便不通用火炙法或熏洗法。若破碎伤，用封药（降香末、五倍子、人参末）护之，次用接骨紫金丹（土鳖虫、硼砂、黄麻根、自然铜、桃仁、归尾五铢钱，制乳没、骨碎补、红花、孩儿茶、朱砂、麝香、上血竭）。若腹痛者宜行，行后审症轻重依方加减可也。”

5. 对于复杂性骨折可在麻醉下采用手术治疗。新安医家对于粉碎性骨折复位困难者，采用麻醉后切开复位，对骨折粉碎严重者可采用骨移植的方法进行处理，这在当时的骨科是一种较为先进的技术。如《江氏伤科方书》介绍说：“骨已破，先用二十号宝麻药（川乌、草乌、蟾酥、半夏、南星、黄麻花、闹洋花）一服，然后割开；如血不止，用二十四号止血散（血见愁、马兰头、川三七、旱莲草），又用二十号宝麻药一服，再取骨出。若骨碎甚，即以别骨填接；外贴十八号膏药（大黄、川归、肉桂、生地、红花、川连、甘草、荆芥、白芨、白蔹。用时加膏上末药土鳖、血竭、龙骨、象皮、螵蛸、珍珠、乳香、没药八味，再贴），内服六号接骨丹（炙乳香、炙没药、骨碎补酒浸，当归煅，硼砂、血竭、土鳖虫）。”

6. 按损伤穴道辨证用药。人身遍布穴道，《江氏伤科方书》载有“凡人周身一百零八穴，小穴七十二处，大穴三十六处，打中小穴重亦无妨，打中大穴虽轻亦死，今将三十六大穴道明受伤治法”。三十六大穴主要位于头面、胸腹部，一方面是气血在经络上的重要交汇点，另一方面是指大穴所处部位是重要脏器所在。一旦受伤可能合并颅脑和胸腹腔脏器损伤，严重者往往威胁患者生命。《江氏伤科方书》根据损伤穴道不同，采用不同的方药进行救治，如“心中名黑虎偷心穴，打中者立刻眼目昏花，人事不省，拳回气绝，速宜治之。先用加减汤加官桂一钱，丁香六分；次用七厘散二分；再用夺命丹二三分；再用紫金丹三四服”。

临床辨治特色

现在临床上对损伤的治疗原则是复位、固定、内外用药和练功，这与新安医家的治疗是吻合的。

1. 复位

复位方法分为闭合复位和切开复位，复位手法有正骨手法和理筋手法，新安医家均有论述。如正骨手法有手摸心会、拔伸牵引、旋转、回旋、折顶、分骨、提按横挤、屈伸收展、摇摆、叩挤等；理筋手法有推法、摩法、揉法、按压法、擦法、滚法、拿捏法、弹筋法、拨络法、拍击法、抖法、搓法等，这些都是新安医家正骨八法的发展和延伸。切开复位由于现代医学的发展，目前临床上广为开展，新安医家由于当时条件的限制，虽有论述，但不够仔细全面。

2. 固定

目前临床上对损伤后的固定可分外固定和内固定，外固定分小夹板、石膏、支具等，《医宗金鉴·正骨心法要旨》介绍的各种固定器具对现在临床上应用的各种内外固定材料具有较好的指导意义。如临床上采用切开复位、丝线或钢丝环扎固定，克氏针张力带钢丝固定以及手法复位抓髌器固定等都是对抱膝固定的发展。尤其是抓髌器就是根据抱膝设计的经皮外固定器，它是通过手法复位后，用抓髌器的五个爪子相当于抱膝的四足钳夹住分离移位的髌骨上下段，从而使骨折复位后能得以稳定。此外，由抱膝和抓髌器延伸而设计的髌骨环抱器，它一般采用记忆合金材料制作，通过切开复位，再用环抱器的五个爪子钳夹住移位的髌骨上下段，这样可使患者术后即可进行膝关节的屈伸锻炼，并可避免了抓髌器固定后锻炼时爪子对皮肤的刺激而引起的疼痛。此外，如腰柱相当于现在的腰围和脊柱外固定的其他器具，通过腰柱的固定可较好地限制腰椎骨折或骨折脱位的再移位，从而使腰椎能得以稳定。现在对于脊柱的骨折或骨折脱位一般多采用手术切开复位内固定，但术后外固定支具的固定仍必不可少，这在几百年前应属于较为先进的技术和固定理念。

3. **中药内治**

损伤之证的内治可分早、中、后期进行论治，早期如见肢体瘀肿疼痛或胸、胁、腰、腹胀痛，大便秘结，舌红苔黄，脉弦数的体实患者，可用攻下逐瘀法，方用桃核承气汤（桃仁、大黄、桂枝、甘草、芒硝）加减；对伤后气滞血瘀肿痛并见，而无严重的实热闭结之症者，可用行气活血法，胸胁伤用血府逐瘀汤（当归、生地、桃仁、红花、枳壳、赤芍、柴胡、甘草、桔梗、川芎、牛膝），腹部伤用膈下逐瘀汤（当归、川芎、赤芍、桃仁、红花、枳壳、甘草、丹皮、香附、玄胡、乌药、五灵脂），腰及少腹伤用少腹逐瘀汤（小茴、干姜、玄胡、没药、当归、川芎、肉桂、赤芍、蒲黄、五灵脂），四肢伤用桃红四物汤（桃仁、川芎、香附、当归、赤芍、生地、红花、丹皮、玄胡），头面伤用通窍活血汤（赤芍、川芎、红花、桃仁、生姜、葱、麝香）；损伤后引起的错经妄行，创伤感染，火毒内攻，热邪蕴结或壅聚成毒等证，可用清热凉血法，方用犀角地黄汤（生地、赤芍、丹皮、犀角）加减；热毒蕴结于筋骨或内攻营血等证，可用清热解毒法，方用五味消毒饮（金银花、野菊花、蒲公英、紫花地丁、紫背天葵）加减。

损伤中期，瘀凝、气滞、肿痛尚未尽除，可用和营止痛法，方用七厘散（血竭、麝香、冰片、乳香、没药、红花、朱砂、儿茶）；如筋已理顺，骨位已正，瘀肿渐消，筋骨已连但未坚实者，可用接骨续筋法，方用续筋活血汤（归尾、赤白芍、生地、红花、地鳖虫、骨碎补、自然铜、续断、落得打、乳香、没药）加减；如伤后仍有瘀血凝滞，筋膜粘连，或兼有风湿，筋络挛缩、僵直，关节屈伸不利者，可用舒筋活络法，方用舒筋活血汤（羌独活、防风、荆芥、当归、续断、青皮、牛膝、五加皮、杜仲、红花、枳壳）加减。

损伤后期，气血亏虚者，可用补气养血法，气虚用四君子汤（人参、白术、茯苓、甘草），血虚用四物汤（川芎、当归、白芍、熟地），气血两虚者用八珍汤；脾胃虚弱者可用补益脾胃法，方用参苓白术散（扁豆、党参、白术、茯苓、炙甘草、山药、莲子肉、薏苡仁、桔梗、砂仁、大枣）；肝肾亏虚者用补益肝肾法，阴虚者用左归丸（熟地、山药、山萸肉、枸杞子、菟丝子、龟板、鹿胶、川牛膝），阳虚者用右归丸（熟地、山药、山庾肉、枸杞子、菟丝子、杜仲、鹿胶、当归、附子、肉桂）加减；如损伤后风寒湿邪乘虚侵袭经络，出现关节痹痛，遇天气变化则发或加重者，可用温经通络法，方用麻桂温经汤（麻黄、桂枝、红花、白芷、细辛、桃仁、赤芍、甘草）加减；如伤后阴液亏损，邪毒留于阴分，出现潮热、盗汗、大便燥结、舌红少苔等症，可用滋阴清热法，方用知柏地黄丸（知母、黄柏、熟地、山药、茯苓、泽泻、山萸肉、丹皮）加减。

4. 中药外治

新安医家在治疗损伤时除采用内服药物外，同时非常重视中药外治，往往采用膏药外贴、汤药熏洗，如万灵膏外贴、散瘀和伤汤外洗等。此外还采用一些酊剂、油膏等，这在现在的临床上也一直被广泛使用。

5. 练功疗法

练功疗法是贯彻损伤治疗中动静结合原则的重要手段，是治疗骨关节损伤的一种重要方法，在损伤后遗症的治疗中更占有重要地位，对手术后的康复也有良好的作用。目前临床上有在医生指导下患者进行自主锻炼，也有通过器械辅助进行功能锻炼，甚至有专业的康复医疗专家指导患者进行康复训练。

第二节　头面部外伤

头面部外伤临床上较为常见，尤其在目前的临床上，中医学由于在人体解剖上的认识不足，因此在处理头部外伤和内伤方面也有很多不足之处。但新安医学通过辨证治疗头面部的外伤和骨折，尤其是一些方剂在现在可借鉴应用，而在诊断和治疗时应借助现代的诊疗设备和手术技术进行及时处理。

病因病机认识

新安医家认为，头面部外伤多由打击或撞击所致，早期多表现为瘀阻清窍等实证，后期多表现为气血、肝肾亏虚等虚证。

《医宗金鉴·正骨心法要旨》认为头部和脑组织在人体中是非常重要的，如“颠者，头顶也。其骨男子三叉缝，女子十字缝。一名天灵盖，位居至高，内涵脑髓，如盖，以统全体者也”。头部一旦受到打击或撞击损伤，脑和脑气必然受损，扰乱宁静之府，而出现神不守舍，心乱气越；同时头部脉络受损，血离经脉而渗溢留瘀，气滞血瘀，阻于清窍，压迫脑髓，使清阳不升，浊阴不降，气机逆乱，神明昏蒙，脑的功能发生障碍或紊乱，而出现诸多症状。损伤后期也可致气血、肝肾亏虚等，出现头晕目眩、心慌、纳差、精神不振等症。

病证诊断鉴别

新安医家将头面部分为颠部、囟骨、扶桑骨、凌云骨、山角骨、寿台骨、后山、两颧骨、地阁骨、玉梁骨、玉堂、两钓骨等，根据不同部位的损伤采用不同的治疗方法。

如“颠者，头顶也。或磞撞损伤，如猝然而死，身体强硬，鼻口有出入声气，目闭，面如土色，心口温热跳动者，此证可治”。

“囟骨者，婴儿顶骨未合，软而跳动之处，名曰囟门。或跌打损伤，骨缝总绽，尚来震伤脑髓，筋未振转。其形头项浮光，面虚眼肿，鼻大唇翻舌硬，睡困昏沉。”

“扶桑骨，即两额骨旁，近太阳肉内凹处也。若跌仆损伤，或掀肿，或血出，或青紫坚硬，头疼耳鸣，青痕满面，憎寒恶冷，心中发热，大便干燥。”

“凌云骨，在前发际下，即正中额骨。其两眉上之骨，即俗名左天贤骨，右天贵骨，两额角也。跌打损伤，皮破，二日及面浮虚肿。若内损瘀血，上呕吐衄，气虚昏沉，不省人事，身软，面色干黄，遍身虚浮，躁烦焦渴，胸膈疼痛，脾胃不开，饮食少进。”

“山角骨，即头顶两旁棱骨也。凡有跌打损伤未破者，不拘左右，宣紫肿硬，瘀血凝聚疼痛，或昏迷目闭，身软而不能起，声气短少，语言不出，心中忙乱，睡卧喘促，饮食少进。”

“寿台骨，即完骨，在耳后接于耳之玉楼骨者也。若跌打损伤，其耳上下俱肿起，耳内之禁骨有伤，则见血脓水，耳外瘀聚，凝结疼痛，筋结不能舒通，以致头晕眼迷，两太阳扶桑骨胀痛，颈项筋强，虚浮红紫，精神短少，四肢无力，坐卧不安，饮食少进。”

“后山即头后枕骨也。其骨形状不同，或如品字，或如山字，或如川字，或圆尖，或月牙形，或偃月形，或鸡子形，皆属枕骨。凡有伤损，其人头昏目眩，耳鸣有声，项强咽直，饮食难进，坐卧不安，四肢无力。”

“两颧骨者，面上两旁之高起大骨也。打扑损伤，青肿坚硬疼痛，牙车紧急，嚼物艰难，鼻孔出血，两唇掀翻。”

“地阁骨，即两牙车相交之骨，又名颏，俗名下巴骨，上载齿牙。打扑损伤者，腮唇肿痛，牙车振动虚浮，饮食不进，目闭神昏，心热神乱，气弱体软。”

“玉梁骨，即耳门骨。其处上即曲颊，下即颊车，两骨之合钳也。耳门内上通脑髓，亦关灵明。若垫伤击伤，而有碍于骨肉者，肿痛流血。若伤重内连脑髓，及伤灵明，必昏沉不省人事，不进饮食，若再平素气血皆虚，必为不治之证。”

“玉堂在口内上腭，一名上含，其窍即颃颡也。若被触刺伤于左右者，惟肿痛而已。若触伤正中之孔，则上通于頞，必伤鼻孔之卷肉（俗名鼻须），或再犯空窍（俗名玉堂），则血流不止，以致鼻目皆肿、满面青紫，神倦头晕，四肢无力，痛连脑髓。若伤及会厌与上横骨，轻者易愈，重者即不能言。若痛连心膈，则昏迷沉重。”

“两钓骨，名曲颊，即上颊之合钳，曲如环形，以纳下牙车骨尾之钩者也。打仆损伤，耳肿腮硬，牙关紧急，嚼物不合。”（《医宗金鉴·正骨心法要旨》）

现在临床上头面部损伤多与脑外科、五官科、口腔科、眼科有关，一般以头皮外伤、颅骨骨折、颅底骨折、上颌和下颌骨折、颞颌关节脱位、脑震荡、脑挫裂伤、颅内血肿、脑干损伤等最为常见。

治疗原则发挥

1.新安医家强调头面部损伤的治疗重在急救

由于头面部损伤往往危及生命，因此正确及时的救治是至关重要的。如《正骨心法要旨》在对颠部损伤的治疗时强调“切不可撅拿，并扶起盘坐，盖恐惊乱之气上冲，或从伤处，或从七窍走泄，必伤性命也。唯宜屈膝侧卧，先将高醋调混元膏（羚羊血、没药、漏芦、红花、大黄、麝香、升麻、白芨、生栀子、甘草、明雄黄、白蔹），敷于顶上，以定痛消肿，活血拔毒。再将草纸卷点着，令烟气熏其口鼻，再燃煤淬入醋内，使热气熏蒸口鼻，如无煤之处，烧铁淬之亦可，以引五脏血脉，使之通和。待其口中呻吟有声，即以童便调八厘散（苏木面半两钱，自然铜、乳香、没药、血竭、麝香、红花、丁香、番木鳖）温服，可以气转阳回。外用手法，推按心胸、两胁、腋下、腹上。并轻托内腕攒筋，频频揉摩，即掌后高骨，寸关尺诊脉处也。夫冲撞损伤，则筋脉强硬，频频揉摩，则心血来复，命脉流通，即可回生”。

对于后山骨损伤出现昏迷，开启牙关，灌服八厘散是抢救的要点，“如误从高处坠下，后山骨伤太重，筋翻气促，痰响如拽锯之声、垂头目闭、有喘声者，此风热所乘，至危之证，不能治也，遗尿者必亡。唯月牙形者，更易受伤。如被坠堕打伤，震动盖顶骨缝。以致脑筋转按疼痛，昏迷不省人事，少时或明者，其人可治。急以凉水蘸发，启开牙关，以酒调八厘散灌之，服后目开，痛苦有声，二目流泪，愈见可治之兆”（《医宗金鉴·正骨心法要旨》）。

2.新安医家对颅脑外伤的救治强调综合治疗

对于头面部损伤除了及时地抢救生命外，应根据损伤的部位、程度、时间和临床表现的不同，采取不同的治疗方法。如早期有出血者应及时止血，后期气血亏虚者应补益气血等。《医宗金鉴·正骨心法要旨》论述对囟骨损伤的治疗，包括止血、药物内服、外贴和熏洗等，并结合铁熨法和灸熨法，真正体现了综合救治。如囟骨“或跌打损伤，骨缝虽绽，尚未震伤脑髓，筋未振转。其形头项浮光，面虚眼肿，鼻大唇翻舌硬，睡困昏沉。肉虽肿而未皮破出血者，宜扶起正坐。即以葱汁合定痛散，敷于伤处；再以毛头纸蘸醋贴药上，烧铁熨斗烙纸上，以伤处觉热疼，口中有声为度。去药贴万灵膏，三日一换。待疼止思食，始揭去膏，以和伤汤洗之，则风除肿散，血活气理矣。肉破出血者，即用马屁勃灰先止其血，次用榆树皮灸熨法，内服人参紫金丹（人参、丁香、五加皮、甘草、茯苓、当归、血竭、骨碎补、五味子、没药），以健脾胃，提元气，止渴生津，增长精神，强壮身体，令筋血和通为要。忌发物、火酒。戴抽口，穿带布帽，以避风寒，不可出房。若肉破血流不止，骨陷筋翻，必损脑髓，身软屈手筋强，气息无声，则危笃难医。若破痕触冒寒风者，不治”。根据其临床表现不同可采用不同的治法，如对扶桑骨“若跌仆损伤，或掀肿，或血出，或青紫坚硬，头疼耳鸣，青痕满面，憎寒恶冷，心中发热，大便干燥，宜内服正骨紫金丹。如破损者，外以灸熨法定痛，外破者乌龙膏敷之”。

3.新安医家强调对下颌关节脱位应及时复位、固定和内外用药

《跌打秘方》描述对下颌关节脱位的口内复位法现在临床上一直在使用，“倘下颏骱骨脱落，先用宽筋散熏洗，次以绵裹大指入其口，指抵住下边，外用手心托住，缓缓揉上，推进骱骨而止，再服补肾和气汤”。《医宗金鉴·正骨心法要旨》对下颌关节损伤的治疗是“用布兜裹系缚顶上，内服大神效活络丹（白花蛇、乌梢蛇、麻黄、防风、炙草、官桂、草豆蔻、羌活、元参、天麻、藿香、何首乌、白芷、川连、黄芪、熟地黄、川大黄各二两，辽细辛、赤芍药、朱砂、没药、乳香、直僵蚕、天竺黄、败龟板、丁香、虎胫骨、乌药、青皮、黑附子、白蔻仁、骨碎补、白茯苓、于白术、当归、沉香、全蝎、葛根、威灵仙、瓜儿血竭、犀角、麝香、地龙、净松香、两头尖、川芎、京牛黄、片脑）消瘀散结，止痛和血，理气健脾。再噙化人参紫金丹。搽固齿散，口漱荜茇散（荜茇、良姜、细辛）以去除牙根肿痛。外贴万灵膏，忌风寒冷物，戒气恼”。

临床辨治特色

对颅脑损伤的救治，目前临床上多根据损伤的时期不同采用不同的治疗方法，同时应根据临床表现不同进行对症治疗。

1.早期的一般治疗

早期的治疗以抢救生命为主，有伤口出血者应及时止血、

抗休克，对开放性颅脑损伤和有颅内血肿（包括硬脑膜外、硬脑膜下或脑内血肿等）应及时进行手术治疗。

2. 昏迷期的治疗

昏迷期的治疗以开窍通闭为主，对气闭昏厥，两手握固，牙关紧闭，苔白，脉沉迟的血瘀气闭患者，可用辛香开窍法，方用黎洞丸磨汁灌服；对有高热，神昏窍闭，抽搐等症者，用安宫牛黄丸以清心开窍；对昏迷痰热阻窍者，用至宝丹以清热豁痰开窍；对高热昏迷惊厥者，用紫雪丹或神犀丹以清热镇痉开窍。同时可针对昏迷、呃逆、呕吐等配合针灸治疗。

3. 苏醒期的治疗

此期患者可由昏迷逐渐清醒，常表现神志恍惚不清，头痛头晕，呕吐恶心不止，夜寐烦躁不宁，或醒后不省人事，感觉迟钝，昏睡嗜卧等症，治宜镇心安神，升清降浊，可用琥珀安神汤或用《医宗金鉴·正骨心法要旨》的正骨紫金丹内服。

4. 中、后期的治疗

头部损伤之后，人体元气大伤，耗气伤肾而致脑气不足，同时可影响脏腑功能。临床多以肝肾亏损、脑气虚衰为主，治宜补肝肾，益脑髓，可用人参紫金丹内服。《医宗金鉴·正骨心法要旨》认为“此丹提补元气，健壮脾胃，止渴生津，增长精神，和通筋血，被跌仆闪撞而气虚者，最宜服之”。

第三节　胸部损伤

胸部主要由胸骨和肋骨组成，它们与胸椎一起构成胸腔，以保护心、肺等重要脏器。损伤轻者可出现胸胁挫伤、屏伤，重者可出现肋骨、胸骨骨折，甚至出现气胸、血胸并危及生命。新安医家对胸骨、肋骨损伤的诊治方法及预后的判断值得学习和借鉴。

病因病机认识

新安医家认为，胸部损伤多因负重屏气或遭撞击所致，病机以瘀血凝结为主，同时瘀血可化热，也可与痰互结，损伤严重者可出现气血衰脱。

胸部损伤多由于负重屏气或受暴力撞击而致胸部气血、经络受损，临床上以胸部屏挫伤、肋骨骨折、气胸、血胸为多见。新安医家认为其病机有瘀血凝结，如《医宗金鉴·正骨心法要旨》云："若内血瘀聚肿痛，伛偻难仰者。"瘀阻日久则可化热，"有受伤日久，胸骨高起，肌肉消瘦，内有邪热瘀血，痞气膨闷，睛蓝体倦，痰喘咳嗽者"。也有损伤较重，出现血气胸，表现为气血衰脱，“若伤重者，内干胸中，必通心、肺两脏，其人气乱昏迷，闭目，呕吐血水，呃逆战栗者，则危在旦夕，不可医治矣”。

病证诊断鉴别

新安医家认为胸部损伤的部位不同，其临床表现也有轻重之别，以离心脏最近的岐骨损伤最为严重。

新安医家将胸部损伤分为胸骨、岐骨、蔽心骨、凫骨伤。其中胸骨指上胸段胸骨和肋骨的总称，《医宗金鉴·正骨心法要旨》云：“胸骨，即髑骬骨，乃胸胁骨之统名也：一名膺骨，一名臆骨，俗名胸膛。其两侧自腋而下，至肋骨之尽处，统名曰胁。胁下小肋骨曰季胁，俗名软肋。肋者，单条骨之谓也，统胁肋之总，又名曰胠。”其损伤“凡胸骨被物从前面撞打跌仆者重，从后面撞仆者轻”。

岐骨相当于胸骨体部和附近的肋软骨，“岐骨者，即两凫骨端相接之处，其下即鸠尾骨也。内近心君，最忌触犯”。其损伤“或打扑，或马撞，则血必壅瘀而多疼痛。轻者只在于膈上，重者必入心脏，致神昏目闭，不省人事，牙关紧闭，痰喘鼻扇，久而不醒，醒而神乱，此血瘀而坚凝不行者也，难以回生”。

蔽心骨相当于胸骨的下方包括剑突和肋软骨，“蔽心骨，即鸠尾骨也。其质系脆骨，在胸下岐骨之间”。其损伤多因“跌打撞振伤损”，临床上表现为“疼痛不止，两胁气串，满腹疼痛，腰伛不起，两手按胸”。

凫骨多指下方的肋骨，“凫骨者，即胸下之边肋也。上下二条，易被损伤，左右皆然。自此以上，有肘臂护之，难以着伤”。损伤后多表现为“其人必低头伛腰，痛苦呻吟，唯侧卧不能仰卧，若立起，五内皆痛，或头迷神昏，饮食少进”。

治疗原则发挥

1.新安医家认为，胸部损伤应根据损伤特点辨证治疗

新安医家将胸部损伤分为瘀血凝结、邪热瘀血、气血衰脱等证型进行辨证论治，《医宗金鉴·正骨心法要旨》对于瘀血凝结型以活血化瘀为治则，“早晨以清上瘀血汤（羌活、独活、连翘、桔梗、枳壳、赤芍、当归、山栀子、黄芩、甘草、川芎、桃仁、红花、苏木、川大黄、生地黄）、消下破血汤（柴胡、川芎、川大黄、赤芍药、当归、栀子、五灵脂、木通、枳实、红花、赤牛膝、泽兰叶、苏木、生地黄、黄芩、桃仁），分上膈、下膈以治之”。对于有邪热瘀血者，“宜加减紫金丹（白茯苓、苍术、当归、熟地黄、白芍药、陈皮、肉苁蓉、丁香、红花、瓜儿血竭、乳香、没药），以清热化痰，理气健脾，润肌定喘”。对气血衰脱型患者其病情危急，应补气摄血，可内服独参汤。

2.新安医家认为，胸部损伤可根据损伤的轻重进行治疗

胸部损伤在当时如出现血气胸，其症状凶险，救治较为困难，因此应根据损伤的轻重不同采用不同的治疗方法。如《医宗金鉴·正骨心法要旨》云：“岐骨者……内近心君，最忌触犯。或打扑，或马撞，则血必壅瘀而多疼痛。……重者必入心脏，致神昏目闭，不省人事，牙关紧团，痰喘鼻扇，久而不醒，醒而神乱，此血瘀而坚凝不行者也，难以回生。”但对于损伤较轻者应积极救治，“如神不昏乱，仅瘀痛不止，胸满气促，默默不语，醒时犹能稍进饮食者，宜早晨服加减苏子桃仁汤（苏子、苏木、红花、桃仁、麦冬、橘红、赤芍、竹茹、当归）加枳壳，晚服疏血丸（百草霜、好阿胶、藕节、侧柏叶、茅根、当归），外贴万灵膏，再以炒热定痛散（当归、川芎、白芍、官桂、山柰、麝香、红花、紫丁香根、升麻、防风）熨之，庶可愈也”。

对胸胁部损伤轻者也应根据病情进行治疗，“若两侧撅肋诸骨被伤者，则相其轻重以分别治之，凡胸胁诸伤轻者，如黎桐丸（京牛黄、冰片、麝香、阿魏、雄黄、川大黄、儿茶、天竺黄、三七、瓜儿血竭、乳香、没药、藤黄）、三黄宝蜡丸（天竺黄、雄黄、刘寄奴、红芽大戟、麒麟竭、归尾、朱砂、儿茶、净乳香、琥珀、轻粉、水银、麝香）等药，皆所必需，宜酌用之”。

3. 新安医家认为，对胸部损伤的患者可采用手法结合药物综合治疗

胸部损伤可见有屏挫伤和骨折，临床上可采用手法进行治疗，手法包括正骨手法和理筋手法，新安医家在采用手法治疗的同时，一般多配合药物内服和外用。如《医宗金鉴·正骨心法要旨》对胸壁挫伤轻者可使用手法治疗，如“凡胸骨被物从前面撞打跌仆者重，从后面撞仆者轻。轻者先按证用手法治之，再内服正骨紫金丹，外用面麸和定痛散灸熨之；或以海桐皮汤（海桐皮、铁线透骨草、明净乳香、没药、当归、川椒、川芎、红花、威灵仙、白芷、甘草、防风）洗之，贴万灵膏即能获效”。

对下段的肋骨折也可采用手法进行复位，然后再内服和外用中药，药物的作用是消散瘀血，以防瘀血积聚形成痼疾难愈，如“凫骨者……上下二条，易被损伤，左右皆然。自此以上，有肘臂护之，难以着伤。在下近腹者，用手提之易治，盖其肋近边，可以着手，则断肋能复其位也。其人必低头伛腰，痛苦呻吟，唯侧卧不能仰卧，若立起，五内皆痛，或头迷神昏，饮食少进。宜内服正骨紫金丹，洗以八仙逍遥汤（防风、荆芥、川芎、甘草、当归、黄柏、茅山苍术、牡丹皮、川椒、苦参），贴万灵膏及散瘀等药可愈。若在上之第二肋、或有断裂垫伤，塌陷不起，因位居膈上，难以入手，虽强为之，亦难完好。其所伤之血留于膈上，若不随药性开行，必结成包囊，其包轻者系黄水，硬者系血块，则成痼疾矣”。

临床辨治特色

1.对胸部屏挫伤的治疗

对伤气型宜疏肝行气止痛，可用摇拍手法并内服柴胡疏肝散（柴胡、芍药、枳壳、甘草、川芎、香附）加减；伤血者宜活血化瘀止痛，可行按摩手法，内服复元活血汤（柴胡、天花粉、当归尾、红花、穿山甲、大黄、桃仁）加减；气血两伤者宜气血同治，内服正骨紫金丹。外用可选万灵膏外贴。同时可配合针灸、理疗等治疗。

2.对肋骨骨折的治疗

目前对单纯肋骨骨折可进行必要的复位和胶布或宽绷带固

定，对多根肋骨双处骨折有时需行肋骨牵引术，合并有血气胸者需行肋间闭合水封瓶引流。中药内治早期宜活血化瘀，理气止痛，伤气为主者以柴胡疏肝散加减，伤血为主者以复元活血汤或血府逐瘀汤加减；中期以补气养血，接骨续筋为主，可选用人参紫金丹；后期胸胁隐隐作痛或陈伤者宜化瘀和伤，行气止痛，可选用黎洞丸。外用可外贴万灵膏或用海桐皮汤熏洗。

3.对气胸的治疗

目前对气胸的治疗，少量气胸可自行吸收，肺压缩超过30%可行穿刺进行抽吸，对开放性气胸或张力性气胸则需行手术胸腔闭式引流。药物治疗中若呼吸困难，面色苍白，唇绀者，宜扶正祛邪平喘，方用二味参苏饮（人参、苏木）加减；若气促兼有发热、苔黄、脉数者，宜宣肺清热，方用十味参苏饮（人参、桔梗、半夏、紫苏、前胡、葛根、枳壳、茯苓、陈皮、甘草、生姜）加减；若咳嗽痰涎壅盛，宜祛痰平喘，方用三子养亲汤（紫苏子、白芥子、莱菔子）加减。

4.对血胸的治疗

对非进行性血胸出血量不多者，一般能自行吸收，出血较多者可行穿刺抽吸；对进行性血胸应在防治休克的同时，及时做手术探查止血。药物治疗中对气血衰脱者宜补气摄血，方用独参汤；对瘀血凝结者宜活血祛瘀，方用清上瘀血汤或消下破血汤；对血瘀化热者宜清热凉血化瘀，方用加减紫金丹加五味消毒饮。

第四节　脊柱损伤

脊柱损伤在临床上较为常见，尤其是当前社会的高速发展，车祸、高空坠落等高能量损伤越来越多。因此脊柱骨折和脱位的发病率也越来越高，其中以颈椎和胸腰椎骨折脱位尤为常见，新安医家对脊柱损伤的论述难以概括现代医学对脊柱损伤的认识，但其对脊柱损伤的复位方法和辨证用药值得当今临床借鉴。

病因病机认识

新安医家将脊柱损伤分为颈椎、胸椎、腰椎、骶尾椎损伤，损伤机制主要为脊柱屈曲和过伸性损伤，气滞血瘀是其主要病机。

新安医家将脊柱骨分为四大类，旋台骨相当于颈椎；背骨相当于胸椎；腰骨相当于腰椎；尾骶骨相当于骶尾椎。《医宗金鉴·正骨心法要旨》曰："旋台骨，又名玉柱骨，即头后颈骨三节也，一名天柱骨。""背骨，自后身大椎骨以下，腰以上之通称也。其骨一名脊骨，一名膂骨，俗呼脊梁骨。其形一条居中，共二十一节，下尽尻骨之端，上载两肩，内系脏腑，其两旁诸骨，附接横叠，而弯合于前，则为胸胁也。”“腰骨，即脊骨十四椎、十五椎、十六椎间骨也。”“尾骶骨，即尻骨也。其形上宽下窄，上承腰脊诸骨。两旁各有四孔，名曰八髎，其末节名曰尾闾，一名骶端，一名橛骨，一名穷骨，俗名尾椿。”

新安医家同时将颈椎损伤分为四种，分别为“一曰从高坠下”“一曰打伤”“一曰坠伤”“一曰仆伤”；胸椎和腰椎的损伤多为跌打损伤或感受风寒；尾骶骨损伤多为跌伤后臀部着地，为“蹲垫”损伤。损伤后多表现为瘀血停积，脉络不通，气机阻滞而出现疼痛不适，这些对脊柱损伤的病因病机认识与现在的认识基本相似。

病证诊断鉴别

新安医家认为，脊柱损伤机制和部位不同，其临床表现也各不相同。

《医宗金鉴·正骨心法要旨》对脊柱损伤的描述较为详细，虽无现在影像学诊断更确切，但值得参考借鉴。颈椎如“从高坠下，致颈骨插入腔内”，此为纵向暴力损伤，多为垂直压缩骨折，表现为颈椎缩短；如为“打伤，头低不起”，多为屈曲暴力损伤引起颈椎压缩性骨折，表现为颈椎前屈不能伸直；如为“坠伤，左右歪斜”，也为颈椎受纵向暴力损伤，表现为颈椎侧方压缩或颈部软组织损伤；如“仆伤，面仰头不能垂”，多为颈椎受过伸性损伤，表现为颈椎脱位或骨折脱位。损伤后可出现“或筋长骨错，或筋聚，或筋强骨随头低”，以颈部紧张，活动受限为主要症状。

在诊断时新安医家要求“凡治者，临证时问其或坠车马蹊伤，或高处坠下折伤，或打重跌倒。再问其或思饮食，或不思饮食，或四肢无伤，而精神不减，或精神短少。或能坐起行走，或昏睡不语，或疼痛不止，瘀聚凝结，肿硬筋胀”。

现在临床上除了要仔细询问病史和体格检查外，尚需进行必要的影像学检查。胸椎损伤新安医家认为多为跌打损伤引起的，如“背骨……先受风寒，后被跌打损伤者，瘀聚凝结，若脊筋陇起，骨缝必错，则成伛偻之形”。其损伤多为跌伤后脊柱受屈曲暴力为多，而出现棘突后凸。腰椎也常见屈曲性暴力损伤，如《医宗金鉴·正骨心法要旨》云：“若跌打损伤，瘀聚凝结，身必俯卧，若欲仰卧、侧卧皆不能也，疼痛难忍，腰筋僵硬。”这是因为腰椎受屈曲性暴力损伤后腰椎压缩，腰椎后凸从而影响患者仰卧休息。因此，对脊柱损伤新安医家主要从损伤的部位来确定诊断，并决定治疗方法和判断愈后。

治疗原则发挥

1.新安医家认为，对脊柱损伤可根据损伤的特点采用不同的手法治疗

对颈椎损伤应根据不同原因的损伤采用不同的手法进行治疗，如《医宗金鉴·正骨心法要旨》对四种不同的暴力造成的损伤分别采用“一曰从高坠下，致颈骨插入腔内，而左右尚活动者，用提项法治之。一曰打伤，头低不起，用端法治之。一曰坠伤，左右重斜，用整法治之。一曰仆伤，面仰头不能垂，或筋长骨错，或筋聚，或筋强骨随头低，用推、端、续、整四法治之”。

对胸椎损伤“若脊筋陀起，骨缝必错，则成伛偻之形。当先揉筋，令其和软，再按其骨，徐徐合缝，背膂始直”。

对于腰椎损伤，“宜用手法，将两旁脊筋，向内归附膂骨，治者立于高处，将病人两手高举，则脊筋全舒，再令病人仰面昂胸，则膂骨正而患除矣”。这种采用脊柱过伸复位法可通过前纵韧带的牵拉使椎体压缩性骨折得以恢复其高度。

此外，《医宗金鉴·正骨心法要旨》的攀索、叠砖复位法也是治疗胸腰段骨折的有效方法，“攀索即用绳挂于高处，用手向上攀登”。“叠砖者，以砖六块，分左右各叠置三块，两足踏于其上也。

用法释义：凡胸腹腋胁，跌打碰撞垫努，以致胸陷而不直者。先令病人以两手攀绳，足踏砖上，将后腰拿住，各抽去砖一个，令病人直身挺胸，少顷又各去砖一个，仍令直身挺胸，如此者三，其足着地，使气舒瘀散，则陷者能起，曲者可直也。再将其胸以竹帘围裹，用宽带八条紧紧缚之，勿令窒碍。但宜仰睡，不可俯卧侧眠，腰下以枕垫之，勿令左右移动。”目前临床上采用的腰背部垫枕练功复位法和以上方法类似，均是采用脊柱过伸复位治疗脊柱压缩性骨折。

2. 新安医家认为，中药内服、外用可达到活血祛瘀、消肿止痛的功效

对于颈椎损伤采用手法治疗后，可“皆宜内服正骨紫金丹，外敷万灵膏，并洗海桐皮汤，灸熨定痛散（当归、川芎、白芍、官桂、山柰、麝香、红花、紫丁香根、升麻、防风、老葱）”。其定痛散可“治一切打扑损伤，定痛消肿，舒筋和络”。对于胸椎损伤，可“内服正骨紫金丹，再敷定痛散，以烧红铁器烙之，觉热去敷药，再贴混元膏”。这种在内服和外敷药物的基础上可结合用烧红铁器烙之，从而使药物直达病所，以起到理疗的作用。

对于腰椎损伤，可“内服补筋丸（五加皮、蛇床子、沉香、丁香、川牛膝、白云苓、白莲、肉苁蓉、菟丝子、当归、熟地黄、牡丹皮、宣木瓜、怀山药、人参、广木香），外贴万灵膏，灸熨止痛散（防风、荆芥、当归、蕲艾、牡丹皮、鹤虱、升麻、苦参、铁线透骨草、赤芍药、川椒、甘草）”。补筋丸“专治跌仆踒闪，筋翻筋挛，筋胀筋粗，筋聚骨错，血脉壅滞，宣肿青紫疼痛等证”。止痛散的功效为“止痛消肿，活血通经，避风驱寒”。

对于骶尾骨损伤，由于骨折移位一般不大，多采用药物治疗，“若蹲垫壅肿，必连腰胯，内服正骨紫金丹，洗以海桐皮汤，贴万灵膏”。

临床辨治特色

1.脊柱损伤的一般治疗原则

现在对颈椎骨折，尤其在损伤早期首先要进行合适的牵引和固定，并及时进行必要的X线和MRI检查，结合损伤的病史确定骨折损伤的类型、有无合并脊髓损伤，然后再确定治疗方案。复位时一般采用颅骨牵引，必要时结合手术治疗以复位固定和脊髓减压。而对采用手法复位目前多不主张，以防加重脊髓损伤。

对于胸腰段或腰椎压缩性骨折，如果压缩或畸形明显者，可采用水平位对抗牵引，逐渐使脊柱过伸，从而使骨折复位。通过手术复位，如经椎弓根内固定系统使脊椎过伸，前纵韧带张开牵拉从而使压缩的椎体复位。当然，脊柱骨折不仅仅是压缩型骨折，临床上应进行详细的体格检查，并进行相应的X线、CT或MRI检查，如出现脊髓损伤或骨折不稳定，应行切开复位内固定，以重建脊柱的稳定性。

2.脊柱损伤的中医中药治疗

在药物治疗方面。除对合并脊髓损伤的患者早期主张用甲强龙冲击治疗外。中医中药在临床的应用有较高的价值。尤其是中药内服、外用结合针灸、推拿等综合治疗在脊柱损伤中疗效显著，同时在预防和治疗脊柱损伤所引起的并发症中得到了中西医各界的认可。

临床上一般将脊柱损伤分为早、中、晚三期，通过内服和外用中药进行论治。

（1）早期：局部肿胀、剧烈疼痛，胃纳欠佳，大便秘结，苔薄白，脉弦紧，证属气滞血瘀，治宜活血行气，消肿止痛，方用复元活血汤或正骨紫金丹，外敷万灵膏。若兼有少腹胀满，小便不利者，证属瘀血阻滞、膀胱气化失调，治宜活血祛瘀，行气利水，方用膈下逐瘀汤合五苓散（猪苓、泽泻、白术、茯苓、桂枝）。若局部持续疼痛，腹满胀痛，大便秘结，苔黄厚腻，脉弦有力，证属血瘀气滞，腑气不通，治宜攻下逐瘀，方用桃核承气汤加减。

（2）中期：肿痛虽消而未尽，仍活动受限，舌质暗红，苔薄白，脉弦缓，证属瘀血未尽，筋骨未复，治宜活血和营，接骨续筋，方用复原通气散加减（木香、茴香、青皮、穿山甲、陈皮、白芷、甘草、漏芦、贝母）或人参紫金丹等，外敷万灵膏。

（3）后期：损伤后期，腰腿酸软，四肢无力，活动后隐隐作痛，舌淡苔白，脉虚细。证属肝肾不足，气血两虚，治宜补益肝肾，调养气血，方用六味地黄丸或八珍汤加减。

第五节 四肢骨折脱位

新安医家时四肢骨折脱位的论述以《医宗金鉴·正骨心法要旨》最为详尽，并进行了较为详细的分类，其次江昱的手抄本《跌打秘方》和江考卿的《江氏伤科方书》的论述也较多，此外可散见于一些其他著作。他们对四肢骨折脱位的治疗一般多采用手法复位、夹板外固定，中药内服和外敷，这在现在的临床上也是骨折和脱位治疗的指导原则。但由于当时的科学发展局限性，对全身骨骼的命名尚不统一，且缺乏现代的诊断和治疗手段，因此他们论述的诊疗方法很不全面，但一些复位的方法和内服、外敷的方药在现在的临床上仍有一定的应用价值。

病因病机认识

新安医家认为，四肢骨折脱位的病因可分为直接暴力和间接暴力，病机主要为气滞血瘀。

新安医家认为四肢骨折脱位主要由跌打损伤所致，但不同部位的损伤其病因又各不相同。如《医宗金鉴·正骨心法要旨》描述锁骨骨折多为“击打损处，或骑马乘车，因取物偏坠于地，断伤此骨”。可为直接暴力打击，也可为跌伤肩部着地形成的传达暴力所致。肱骨骨折的形成，“或坠车马跌碎，或打断，或斜裂，或截断，或碎断”。前臂骨折“多因迎击而断也，或断臂、辅二骨，或唯断一骨，瘀血凝结疼痛”。腕部损伤时，“若坠车马，手掌着地，只能伤腕；若手指着地，其指翻贴于臂上者，则腕缝必分开”。这种跌伤时如果手掌着地，一般可出现腕部软组织损伤或桡骨远端骨折，而手指着地造成腕部过度背伸可出现月骨脱位或月骨周围脱位的描述，与现在临床上对腕部损伤的病因认识是极其相近的。

对小腿开放性骨折的认识，“若被跌打损伤，其骨尖斜突外出，肉破血流不止”，这种胫腓骨骨折后刺破皮肤引起的开放性骨折在临床上极为常见。踝部损伤以扭伤为最多见，《医宗金鉴·正骨心法要旨》的认识也与现在的认识相似，“或驰马坠伤，或行走错误，则后跟骨向前，脚尖向后，筋翻肉肿，疼痛不止”。损伤的病机一般以骨断筋伤，瘀血凝结为主，而对股骨骨折和小腿开放性骨折容易出现失血过多，引起气血亏虚。

病证诊断鉴别

新安医家认为，四肢骨折脱位的部位和损伤机制不同，临床表现也各不相同。

新安医家对四肢骨折脱位的诊断主要依靠四肢骨关节的解剖和损伤后的临床表现，《医宗金鉴·正骨心法要旨》分部位详细论述损伤特点，为后世医家学习骨伤疾病提供了很好的帮助。如锁骨“锁子骨，经名拄骨，横卧于两肩前缺盆之外，其两端外接肩解。击打损处，或骑马乘车，因取物偏坠于地，断伤此骨”。由于锁骨的位置表浅，骨折后可通过触摸来判断骨折。

肩关节附近的解剖为“髃骨者，肩端之骨，即肩胛骨臼端之上棱骨也。其臼含纳臑骨上端，其处名肩解，即肩髆与臑骨合缝处也，俗名吞口，一名肩头。其下附于脊背，成片如翅者，名肩胛，亦名肩髆，俗名锨板子骨”。损伤后出现肩关节脱位的表现，“以上若被跌伤手必屈转向后，骨缝裂开，不能抬举，亦不能向前，唯扭于肋后而已。其气血皆壅聚于肘，肘肿如椎，其肿不能过腕，两手脉反胀，瘀血凝滞。如肿处痛如针刺不移者，其血必化而为脓，则腕掌皆凉，或麻木”。

肱骨干骨折的特点有“臑骨，即肩下肘上之骨也。自肩下至手腕，一名肱，俗名胳膊，乃上身两大肢之通称也。或坠车马跌碎，或打断，或斜裂，或截断，或碎断。打断者有碎骨，跌断者则无碎骨，壅肿疼痛，心神忙乱，遍体麻冷”。

肘关节后脱位的特点是尺骨鹰嘴向后突出，“肘骨者，胳膊中节上、下支骨交接处也，俗名鹅鼻骨。若跌伤，其肘尖向上突出，疼痛不止，汗出战栗”。

前臂由尺骨和桡骨组成，外伤后可出现单骨折和双骨折，“臂骨者，自肘至腕有正辅二根：其在下而形体长大，连肘尖者为臂骨。其在上而形体短细者，为辅骨，俗名缠骨。叠并相倚，俱下接于腕骨焉。凡臂骨受伤者，多因迎击而断也，或断臂、辅二骨，或唯断一骨，瘀血凝结疼痛”。

髋关节损伤如出现肢体畸形或短缩一般多为骨折或脱位的表现，“胯骨，即髋骨也，又名髁骨。若素受风寒湿气，再遇跌打损伤，瘀血凝结，肿硬筋翻，足不能直行。筋短者，脚尖着地。骨错者，臀努斜行”。

髋关节脱位的表现，“环跳者，髋骨外向之凹，其形似臼，以纳髀骨之上端如杵者也，名曰机，又名髀枢，即环跳穴处也。或因跌打损伤，或踒垫挂镫，以致枢机错努，青紫肿痛，不能步履，或行止欹侧艰难”。

股骨干骨折其出血量较多，肿胀明显，因此应积极救治，一旦出现失血性休克则救治困难。“大楗骨，一名髀骨，上端如杵，入于髀枢之臼，下端如锤，接于胻骨，统名曰股，乃下身两大肢之通称也，俗名大腿骨。坠马拧伤，骨碎筋肿，黑紫清凉，外起白泡，乃因骨碎气泄，此证治之鲜效。如人年少气血充足者，虽形证肿痛而不昏沉，无白泡者可治”。

髌骨骨折往往出血膝关节肿胀明显，并可扪及向上移位的髌骨，“膝盖骨，即连骸，亦名髌骨。形圆而扁，复于楗、胻上下两骨之端，内面有筋联属，其筋上过大腿，至于两胁，下过胻骨，至于足背。如有跌打损伤，膝盖上移者，其筋即肿大，株连于腘内之筋，腘内之筋，上连腰胯，故每有腰屈疼痛之证。或下移胻骨则焮肿，或足腹冷硬，步履后拽斜行也。若膝盖离位，向外侧者，则内筋肿大；向内侧者，则筋直腘肿”。

小腿由胫骨和腓骨组成，“胻骨，即膝下踝上之小腿骨，俗名臁胫骨者也。其骨二根，在前者名成骨，又名骭骨，其形粗；在后者名辅骨，其形细，又俗名劳堂骨”。由于位置表浅，容易形成开放性骨折，出血过多可造成失血性休克，“若被跌打损伤，其骨尖斜突外出，肉破血流不止，疼痛呻吟声细，饮食少进，若其人更气血素弱，必致危亡”。

跟骨的损伤特点为“跟骨者，足后跟骨也。上承胻、辅二骨之末，有大筋附之，俗名脚挛筋，其筋从跟骨过踝骨，至腿肚里，上至胭中，过臀抵腰脊，至顶，自脑后向前至目眦，皆此筋之所达也。若落马坠镫等伤，以致跟骨拧转向前，足趾向后，即或骨未碎破，而缝隙分离，自足至腰脊诸筋，皆失其常度，拳挛疼痛”。由于跟骨结节为跟腱附着处，腓肠肌、比目鱼肌收缩，可作强有力的跖展动作。若跟骨结节上移可造成腓肠肌的松弛，足弓变浅，跟骨压缩可造成跟骨的宽度增加，从而妨碍足跟与足趾的正常功能。新安医家对跟骨骨折的认识和骨折后产生的后遗症和并发症值得我们学习借鉴。

治疗原则发挥

1.新安医家对四肢骨折脱位的治疗首先强调复位和固定

新安医家对四肢各部位的骨折较为详细地介绍了复位和固定的方法，这些方法对现在的临床也有一定的指导意义。如《医宗金鉴・正骨心法要旨》对锁骨骨折的复位和固定，“用手法先按胸骨，再将肩端向内合之，揉摩断骨，令其复位，然后用带挂臂于项，勿令摇动”。《跌打秘方》介绍使用棉布包裹斜拉到胸背部对锁骨骨折进行固定的方法与目前临床上采用的“8”字带固定类似，“有登高跌扑，两肩天井骨受伤，不便绑扎，但见伤损肿胀，即先服喘气汤，使骨节相对。次用接骨散（羌活、防风、荆芥、自然铜、马兰、骨碎补、川断、五加皮、制乳香、制没药、皂角核）敷之，以绵包裹斜连搭胸背缚之，再服活血汤”。

对肩关节脱位的复位，《医宗金鉴・正骨心法要旨》介绍：“若臑骨突出宜将突出之骨，向后推入合缝，再将臑筋向内拨转，则臑、肘、臂、腕皆得复其位矣。”《跌打秘方》

介绍："盖肩骱落脱与膝骱落同，而膝骱送上省力，肩骱送下省力，总属易上。"将一手按住其肩，一手托住其手，缓缓摇动使筋舒血畅。再令本人坐于低处，一人抱住其身，医者以两手又捏其肩，两膝夹住其手，齐力一上，"用绵包裹好"复位后，应进行及时和合理的固定，以防再次脱位而形成习惯性脱位。

肱骨干骨折复位后需用小夹板固定，《医宗金鉴·正骨心法要旨》介绍："皆用手法，循其上下前后之筋，令得调顺，摩按其受伤骨缝，令得平正。再将小杉板周围逼定，外用白布缠之。"

肘关节脱位复位后即可活动，但仍需固定和养息，《医宗金鉴·正骨心法要旨》云："用手法翻其臂骨，拖肘骨令其合缝。其斜弯之筋，以手推摩，令其平复。虽实时能垂能举，仍当以养息为妙。"《跌打秘方》介绍："遇臂骱触出，上用一手抬住其腕，下用一手按其手内臁，内用足踝抵住，齐力一伸而上。"这些方法与目前临床上针对肘关节后脱位使用的拔伸屈肘法相近。

骨折复位后及时复查非常重要，由于前臂骨折容易出现再移位，如有移位应及时重新复位，这种理念对现在的临床也有较重要的指导意义。如《医宗金鉴·正骨心法要旨》介绍对前臂骨折的处理，"以手法接对端正，贴万灵膏，竹帘裹之，加以布条扎紧。俟三日后开帘视之，以手指按其患处，或仍有未平，再揉摩其瘀结之筋，令复其旧，换贴膏药，仍以竹帘裹之"。

对腕关节的月骨脱位，"若手背向后，翻贴于臂者，以两手捉其手背，轻轻回翻之，令其复位，仍按摩其筋，必令调顺”。从而使脱位复位。《跌打秘方》指出腕关节的月骨脱位复位后仍需固定，“若手骱跌出，上用一手按其臼，下用一手托住指掌，用力一伸而上。此乃会脉之所，宜即服宽筋活血散，以接骨散敷之，用绵包裹，再用阔板一片，又用二寸长杉树板四片帮贴患处，扎缚七日可得平复”。

对髋关节“骨错者，臀努斜行。宜手法推按胯骨复位，将所翻之筋向前归之，其患乃除”。在脱位整复后同时采用理筋手法，以促进髋关节功能恢复。股骨干骨折复位后极不稳定，应及时进行检查并处理，“法以两手按摩碎骨，推拿复位，再以指顶按其伤处，无错落之骨，用竹帘裹之。每日早服正骨紫金丹，俟三日后，开帘视之，若有不平处，再捻筋结，令其舒平，贴万灵膏，仍以竹帘裹之”。

膝关节脱位较为少见，《跌打秘方》介绍的复位方法值得参考，“凡治膝盖骨跌脱离骱，须用棉花衣捆作大包，令伤者仰卧，将包衬于膝下。一抬脚踝，若骨偏于左，随左而下；偏于右，随右而下。医者扶定棉包，以上手挽住其膝，下手按住其脚，使臼骱相对用力一扳推起入骱矣”。

对踝关节骨折脱位，《跌打秘方》介绍复位方法，“足踝之骱骨易出难上，须一手抬住其脚，掬上以脚跟；一手扳其脚趾，左出偏其左，右出偏其右，将脚掬上以脚跟掬下，不可以一伸而上”。《医宗金鉴·正骨心法要旨》强调踝关节骨折脱位复位固定后不宜过早活动，否则会引起并发症，给治疗带来困难，“先用手法拨筋正骨，令其复位。再用竹板夹定跟骨，缚于胻骨之上。三日后解缚视之，以枕支于足后，用手扶筋，再以手指点按其筋结之处，必令端平。若稍愈后，遽行劳动，致胻骨之端，向里歪者，则内踝突出肿大；向外歪者，则外踝突出肿大，血脉瘀聚凝结，步履无力，足底欹斜，颇费调治，故必待气血通畅全复，始可行动”。

2.新安医家认为，内外用药是促进四肢骨关节损伤修复的重要手段

新安医家在对跌打损伤的治疗中非常重视中药的内服和外用，如对锁骨骨折在复位和固定后，《医宗金鉴·正骨心法要旨》采用“内服人参紫金丹，外熨定痛散，再敷万灵膏，其证可愈”。而《跌打秘方》曰：“有登高跌扑，两肩天井骨受伤，不便绑扎，但见伤损肿胀，即先服喘气汤，使骨节相对。次用接骨散敷之，以绵包裹斜连搭胸背缚之，再服活血汤。”其先内服喘气汤，可能为缓解疼痛，然后采用手法复位，再外敷接骨散，并使用外固定，最后内服活血汤以活血消肿止痛。

有时骨折的治疗可内服、外贴和熏洗并用，如《医宗金鉴·正骨心法要旨》对肩部损伤在手法治疗后，“内服补筋丸，外贴万灵膏，烫洗用海桐皮汤，或敷白胶香散（白胶香一味，为细末敷之），或金沸草汁（金沸草根捣汁涂筋封口，二七日便可相续止痛）涂之亦佳”。对肱骨骨折可“内服正骨紫金丹，外贴万灵膏。如壅肿不消，外以散瘀和伤汤洗之”。对手部骨折，由于局部肿胀发热，应预防感染，同时应根据患者的全身情况的不同采用不同的处理方法。“若手背与手心，皆坚硬壅肿热痛，必正其骨节，则无后患。若不实时调治，其所壅之血，后必化而为脓。气盛者，服疮毒之剂，调治可愈；气虚者，将来成漏矣。洗以散瘀和伤汤，贴万灵膏”。对于髋部骨折脱位由于容易出现股骨头缺血性坏死。《医宗金鉴·正骨心法要旨》则采用“宜先服正骨紫金丹，洗以海桐皮汤，贴万灵膏，常服健步虎潜丸（龟胶，鹿角胶，虎胫骨，何首乌，川牛膝，杜仲、锁阳、当归、威灵仙、黄柏、人参，羌活，干姜，白芍药、云白术、熟地黄、制大川附子）”。早期内服正骨紫金丹活血化瘀，后期则内服健步虎潜丸补肝肾，壮筋骨，活血通络。

《江氏伤科方书》认为对四肢关节附近的骨折最好采用外敷药物治疗，防止出现关节活动障碍，“凡平直处跌打骨伤，皮不破，先用二十六号黑龙散（穿山甲、丁皮、川芎、枇杷叶、百草霜、当归）敷好，再用板夹缚平正。如曲折之处，只宜敷药，不宜夹缚，免愈后不能屈伸”。对损伤较重的患者应先洗后敷，“凡跌打伤重，必先用二十七号药水（艾葱、桂枝、荆芥、归尾、槐花、苍术、防风、延胡索）洗过，然后敷药，轻伤不必如此”。

临床辨治特色

现代治疗骨折，应在继承中医丰富的传统理论和经验的基础上，结合现代自然科学（如生物力学和影像学）的成就，贯彻固定与活动统一（动静结合）、骨与软组织并重（筋骨并重）、局部与整体兼顾（内外兼顾）、医疗措施与患者主观能动性密切配合（医患合作）四个基本治疗观点，辩证地处理好复位、固定、练功活动、内外用药四大骨折治疗原则之间的关系，尽可能做到骨折复位不增加局部软组织损伤，固定骨折而不妨碍肢体活动，进而促进全身气血循环，增加新陈代谢，使骨折愈合与功能恢复并进，达到患者痛苦轻、骨折愈合快、功能恢复好、不留后遗症的治疗目的。

1.复位

复位的方法有闭合复位和切开复位。闭合复位又分为手法复位、针拨复位和持续牵引，其中持续牵引既有复位作用又有固定作用。手法复位原则上要求达到解剖对位，但至少在对线、对位和肢体长度的要求上要达到功能复位。如果复位困难或患者为开放性损伤，或合并有重要的血管、神经损伤则需行切开复位。

2.固定

固定是治行骨折的一种重要手段，骨折复位后，固定往往起到主导作用和决定性作用。固定的目的在于维持骨折复位后位置，减轻疼痛，有利于骨折愈合。骨折固定的方法有外固定和内固定，常用的外固定有小夹板、石膏固定、持续牵引及固定支架等；内固定有接骨板、骨圆钉、螺丝钉、髓内钉等。

3.练功活动

骨折练功活动的主要目的是通过肌肉收缩和关节活动，加速全身和局部气血循环，化瘀消肿，濡养筋骨关节，增加骨折端垂直压应力，促进骨折愈合；防止肌肉萎缩、骨质疏松、肌腱韧带挛缩、关节僵硬等并发症，尽快地恢复肌肉和关节功能。骨折早期是使患肢肌肉做舒缩活动，但骨折部上下关节则不活动或轻微活动；中期除了做患肢肌肉舒缩活动外，应在指导下逐步活动骨折部上下关节；后期以加强伤肢各关节活动为重点，下肢要加强负重行走活动。

4.药物治疗

内服和外用中药对纠正因损伤而引起的脏腑、经络、气血功能紊乱，促进骨折愈合有良好的作用。骨折早期，由于筋骨脉络的损伤，血离经脉，瘀积不散，气血凝滞，经络受阻，宜以活血化瘀，消肿止痛为主，方用复元活血汤或正骨紫金丹；如损伤较重，瘀血较多，应防其瘀血流注脏腑而出现昏沉不醒等症，可用桃核承气汤通利之；外用万灵膏或定痛散等。骨折中期，瘀肿虽消而未尽，骨尚未连接，治宜接骨续筋为主，方用桃红四物汤或续筋活血汤；外用接骨续筋药膏等。骨折后期，骨已连接但不够坚固，伤后气血亏虚，肝肾不足或兼受风寒湿邪，伤肢有筋肉粘连，治宜补肝肾、壮筋骨、养气血，兼温通经络，方用健步虎潜丸、人参紫金丹、加减补筋丸（当归、熟地黄、白芍药、红花、乳香、白云苓、骨碎补、广陈皮、没药、丁香）等；外用万应膏、损伤风湿膏，熏洗用海桐皮汤等。

第六节 损伤内证

凡内伤可表现出内证，而严重的脊柱和四肢损伤也可表现出不同程度的损伤内证。因此损伤内证不仅是内伤的外在表现，也是严重外伤的全身表现。由于内证是由外伤所致，而外伤可引起气血、脏腑、经络等功能的改变，从而出现诸多症候，其中气血的改变是损伤内证的病理基础。伤气可表现为气滞、气闭、气逆、气虚、气脱；伤血可表现为出血、瘀血、血虚、血脱；也可气血两伤，表现为气滞血瘀、气血两虚、气脱血脱等。如《医宗金鉴·正骨心法要旨》曰："今之正骨科，即古跌打损伤之证也。专从血论，须先辨或有瘀血停积，或为亡血过多，然后施以内治之法，庶不有误也。夫皮不破而内损者，多有瘀血；破肉伤䐃，每致亡血过多。"

气血是脏腑功能的物质基础，而心主血，肺主气，肝主筋、藏血，肾主骨、藏精，脾胃为气血生化之源，因此气血损伤可引起脏腑的功能改变，脏腑不和也会影响气血的生成和运行。所以在治疗上应以治疗气血为主，同时也要兼顾脏腑；临证时还要辨别虚实寒热，根据损伤的早、中、晚期进行分期论治；而内证是由于外伤所致，治疗上还需内外兼治。正如《医宗金鉴·正骨心法要旨》所云："有瘀血者，宜攻利之。亡血者，宜补而行之。但出血不多，亦无瘀血者，以外治之法治之。更察其所伤，上下轻重浅深之异，经络气血多少之殊，必先逐去瘀血，和荣止痛，然后调养气血，自无不效。"由于肝藏血，主疏泄，所以损伤后的瘀血从其所属而归于肝，从而影响肝脏的功能，出现气机阻滞的症状；因此，"凡跌打损伤、坠随之证，恶血留内，则不分何经，皆以肝为主。盖肝主血也，故败血凝滞，从其所属，必归于肝。其痛多在胁肋、小腹者，皆肝经之道路也。若壅肿痛甚，或发热自汗，皆宜斟酌虚实，然后用调血行经之药"。

损伤出血

损伤出血，是指损伤患处或诸窍出血，包括内出血或外出血。

病因病机认识

新安医家认为，伤损之证，患处或诸窍出血，内出血或外出血，均为血脉破损所致。

伤损出血，多为金刃等锐器损伤或棍棒打击等钝器损伤以及跌打坠仆等损伤导致脉络破裂所致。但亦有脏腑功能失调而致血脉破损者，如《医宗金鉴·正骨心法要旨》指出："肝火炽盛，血热错经而妄行""中气虚弱，血无所附而妄行""元气内脱，不能摄血"和"血蕴于内"等皆可致脉损血溢。

病证诊断鉴别

《医宗金鉴·正骨心法要旨》将伤损出血分为阳络出血和阴络出血。“致伤阳络者，则为吐血、衄血、便血、尿血。伤于阴络者，则为血积、血块、肌肉青黑”。其病因是“凡伤损而犯劳碌，或怒气肚腹胀闷，或过服寒凉等药”。病机是“此皆脏腑亏损，经隧失职”。也就是阳络出血是脏腑和经络受损或功能失调，血经诸窍出于外，而阴络出血是出血留于体内的。对诸窍出血，分为“吐血、衄血、便血、尿血”等。其中“伤损呕吐黑血者，始因打扑伤损，败血流人胃脘，色黑如豆汁，从呕吐而出也”。

治疗原则发挥

对于外出血者，新安医家主张应及时止血，如《江氏伤科方书》曰：“凡跌打血来不止，用二十五号桃花散（陈年石灰一斤，用牛胆浸七次，取出，同大黄炒如桃花色，去大黄用）或二十四号止血散（血见愁、马兰头、三七、旱莲草）；再不止，用三七、山羊血，外用桃花救圈上。”对“伤损之证，或患处或诸窍出血者，此肝火炽盛，血热错经而妄行也，用加味逍遥散（白术、茯苓、当归、白芍、柴胡、薄荷、黑栀、丹皮）清热养血”。对“若中气虚弱，血无所附而妄行，用加味四君子汤（人参、白术、茯苓、炙甘草、姜枣）、补中益气汤（人参、黄芪、白术、当归、升麻、柴胡、陈皮、炙甘草、姜枣）”补气养血止血。对“或元气内脱，不能摄血，用独参汤加炮姜以回阳；如不应，急加附子”，用以补气摄血，回阳救逆。对“如血蕴于内而呕血者，用四物汤（当归、川芎、白芍药、熟地黄）加柴胡黄芩”养血活血，清热止血。对“伤损呕吐黑血者”“形气实者，用百合散（川芎、赤芍药、当归、百合、生地黄、侧柏叶、荆芥、犀角、丹皮、黄芩、黄连、栀子、郁金、大黄）；形气虚者，加味芎穷汤（芎穷、当归、白术、百合、荆芥）”。

临床辨治特色

对损伤出血的处理，局部急救止血的原则是立即压迫出血的血管或堵塞出血的伤口，并根据不同的情况和解剖位置选择止血的方法。对于出血较多，患者有失血性休克表现时，应及时输血和抗休克治疗。中药治疗大出血之危候，如出血血压下降，烦躁喘促，四肢厥冷，唇甲紫绀，汗出如珠，尿量减少，舌淡苔白，脉微欲绝等，在输血、输液的同时，可用独参汤、参附汤等补气摄血。损伤出血后，瘀血积聚，若瘀积于头部可用通窍活血汤，瘀积于胸胁用血府逐瘀汤，瘀积于膈下用膈下逐瘀汤，瘀积于少腹用少腹逐瘀汤，并可酌加田七、蒲黄、藕节、当归尾、红花、苏木、王不留行、刘寄奴等。如为积瘀生热，血热妄行之出血，宜凉血止血，上部诸窍出血可用犀角地黄汤，吐血、咯血用四生丸，尿血用小蓟饮子，便血用槐花散。伤后血虚，面色苍白，头晕眼花，心悸气短，少气懒言，舌质淡白，脉微细数者，宜补血养血，可用四物汤加味，兼气虚者加黄芪、党参、白术等以补气生血，兼阴虚者加阿胶、龟板、鳖甲等滋阴养血。

损伤疼痛

损伤疼痛是指外力伤害机体后而引起的疼痛证候。

病因病机认识

新安医家认为，气滞血瘀或是引起损伤疼痛的主要原因。《医宗金鉴：正骨心法要旨》引川《内经》公：“气伤作痛，形伤作肿。”又云：“先肿而后痛者，形伤气也；先痛而后肿者，气伤形也。”认为气滞血瘀是引起损伤疼痛的主要原因。所谓“伤损之证，肿痛者，乃瘀血凝结作痛也。若胀而重地，色或青黑，甚则发热作渴汗出者，乃经络壅滞，阴血受伤也。”又如“伤损之证，肌内作痛者，乃荣卫气滞所致”“若胸腹胀痛，大便不通，喘咳吐血者，乃瘀血停滞也”“伤损腹痛之证，如大便不通，按之痛甚者，瘀血在内也”“伤损腰痛、脊痛之证，或因坠堕，或因打扑，淤血留于太阳经中所致”。

此外，损伤后气血亏虚，血虚则气机运行不畅，也可引起疼痛不适，如“伤损之证，血虚作痛者，其证则发热作渴，烦闷头晕，日哺益甚，此阴虚内热之证”“胸胁闷痛，发热哺热，肝经血伤也”“若腹痛，按之反不痛者，血气伤也”。瘀血日久化热也可引起疼痛，如“伤损而少腹引阴茎作痛者，乃瘀血不行，兼肝郁火所致”“伤损胁肋胀痛之证，如大便通利，喘咳吐痰者，肝火侮肺也”。筋骨受损，脉络不通也可导致疼痛，如“伤损之证，骨伤作痛者，乃伤之轻者也。若伤重，则或折、或碎，须用手法调治之……此乃磕硼微伤，骨间作痛，肉色不变”。

病证诊断鉴别

《医宗金鉴·正骨心法要旨》根据疼痛的病机将损伤疼痛分为四种：

1. 气滞疼痛

如“伤损之证，肌肉作痛者，乃荣卫气滞所致”“若胸腹胀满，饮食少思，肝脾气滞也”“若胸腹不利，食少无寐，脾气郁结也”“若痰气不利，脾肺气滞也”。

2. 瘀血疼痛

如“伤损之证，肿痛者，乃瘀血凝结作痛也”“伤损之证，胸腹痛闷者，多因跳跃、捶胸，闪挫、举重，劳役恚怒所致……如畏手摸者，肝经血滞也”“若胸腹胀痛，大便不通，喘咳吐血者，乃瘀血停滞也”“伤损腰痛、脊痛之证，或因坠堕，或因打扑，瘀血留于太阳经中所致”。

3. 血虚疼痛

如“伤损之证，血虚作痛者，其证则发热作渴，烦闷头晕，日晡益甚”“若胸胁闷痛，发热晡热，肝经血伤也”。

4. 肝经郁火化热疼痛

如“伤损胁肋胀痛之证，如大便通利，喘咳吐痰者，肝火侮肺也”“伤损之证，胸腹痛闷者……其胸腹喜手摸者，肝火伤脾也”。

同时，根据疼痛部位可分肌肉作痛、骨伤作痛、胸腹痛闷、胁肋胀痛、腹痛、少腹引阴茎作痛、腰痛、脊痛等。

治疗原则发挥

《医宗金鉴·正骨心法要旨》指出，瘀血疼痛“宜先刺去恶血以通壅塞，后用四物汤以调之”。

对肌肉疼痛，“荣卫气滞所致，宜用复元通气散。筋骨间作痛者，肝肾之气伤也，用六味地黄丸”。

对骨伤作痛，“此乃磕硼微伤，骨间作痛，肉色不变，宜外用葱慰法，内服没药丸，日间服地黄丸自愈矣”。

对血虚作痛，“其证则发热作渴，烦闷头晕，日晡益甚，此阴虚内热之证。宜八珍汤加丹皮、麦冬、五味子、肉桂、骨碎补治之”。

对胸腹痛闷之证，“其胸腹喜手摸者，肝火伤脾也，用四君子汤加柴胡、山栀。如畏手摸者，肝经血滞也，用四物汤加柴胡、山栀、桃仁、红花。若胸胁闷痛，发热哺热，肝经血伤也，用加味逍遥散。若胸胁闷痛，饮食少思，肝脾气伤也，用四君子汤加芎、归、柴、栀、丹皮。若胸腹胀满，饮食少思，肝脾气滞也，用六君子汤加柴胡、芎、归。若胸腹不利，食少无寐，脾气郁结也，用加味归脾汤（黑栀、牡丹皮、人参、炙黄芪、白术、茯神、枣仁、当归、木香、远志、圆肉、炙甘草、姜枣）。若痰气不利，脾肺气滞也，用二陈汤加白术、芎、归、山栀、天麻、钩藤钩。如因过用风热之药，致肝血受伤，肝火益甚。或饮糖酒，则肾水益虚，脾火益炽。若用大黄、芍药内伤阴络，反致下血，少壮者，必成痼疾；老弱者，多致不起”。

对胁肋胀痛之证，“如大便通利，喘咳吐痰者，肝火侮肺也，用小柴胡汤加青皮、山栀清之。若胸腹胀痛，大便不通，喘咳吐血者，乃瘀血停滞也，当归导滞散通之”。

对伤损腹痛之证，“如大便不通，按之痛甚者，瘀血在内也，用加味承气汤下之。既下而痛不止，按之仍痛，瘀血未尽也，用加味四物汤补而行之。若腹痛，按之反不痛者，血气伤也，用四物汤加参、芪、白术，补而和之。若下而胸胁反痛，肝血伤也，用四君子汤加芎、归补之。既下而发热，阴血伤也，用四物汤加参、术补之。既下而恶寒，阳气伤也，用十全大补汤补之。既下而恶寒发热者，气血伤也，用八珍汤补之。下而欲呕者，胃气伤也，用六君子汤加当归补之。下而泄泻者，脾肾伤也，用六君子汤加肉果、补骨脂补之。若下后手足俱冷，昏愦出汗，阳气虚寒也，急用参附汤。若吐泻而手足俱冷，指甲青者，脾肾虚寒之甚也，急用大剂参附汤。口噤、手撒、遗尿、痰盛、唇青体冷者，虚极之坏证也，急用大剂参附汤，多有得生者”。

对伤损腰痛、脊痛之证，“或因坠堕，或因打扑，瘀血留于太阳经中所致，宜地龙散（地龙、官桂、苏木、麻黄、黄柏、当归尾、桃仁、甘草）治之”。

对少腹引阴茎作痛，“乃瘀血不行，兼肝郁火所致；宜用小柴胡汤（柴胡、黄芩、制半夏、人参、炙甘草、姜）加大黄、黄连、山栀服之。待痛势已定，再用养血之剂，自无不愈矣”。

临床辨治特色

目前临床上一般将损伤疼痛根据其病机分为气滞痛、瘀血痛、夹风寒湿痛和邪毒痛。

1. 气滞痛

常有外伤史，如闪伤、凝伤、岔伤、逆气等，主要表现为胀痛，痛多走窜、弥漫，或痛无定处，甚则不能俯仰转侧，睡眠时翻身困难，咳嗽、呼吸、大便等屏气时疼痛加剧。治宜理气止痛，方用复元通气散（木香、茴香、青皮、穿山甲、陈皮、白芷、甘草、漏芦、贝母）。若痛在胸胁部可用金铃子散（金铃子、玄胡）加独圣散；若痛在胸腹腰部，可用柴胡疏肝散（柴胡、芍药、枳壳、甘草、川芎、香附）。

2. 瘀血痛

常由跌打、碰撞、压轧等损伤引起，主要表现为疼痛固定于患处，刺痛、拒按，局部多有青紫瘀斑或瘀血肿块，舌质紫暗，脉细而涩。治宜活血祛瘀止痛，方用和营止痛汤（赤芍、当归尾、川芎、苏木、陈皮、桃仁、续断、乌药、乳香、没药、木通、甘草），外敷双柏散（侧柏叶、黄柏、大黄、薄荷、泽兰）。

3. 夹风寒湿痛

常有伤后居住湿地或受风寒病史，起病缓慢，病程较长，常反复发作。局部酸痛重着，固定不移，屈伸不利或肌肤麻木不仁，遇阴雨天发作或加重，喜热畏冷，得热痛减，舌苔白腻。治宜祛风散寒除湿，佐以活血化瘀，方用独活寄生汤（独活、防风、川芎、牛膝、桑寄生、秦艽、杜仲、当归、茯苓、党参、熟地黄、白芍、细辛、甘草、肉桂）加减，并施针灸按摩。

4.邪毒痛

起病较急，多在伤后3～5天出现，局部疼痛逐渐增剧，多为跳痛、持续痛，并可见高热、恶寒、倦怠，病变部红肿，皮肤焮热，舌质红、苔黄、脉滑数，治宜清热解毒、活血止痛，方用五味消毒饮合桃红四物汤。

损伤发热

损伤发热又称伤后发热，是指受伤后积瘀或感受邪毒而生热，体温超过正常范围者。

病因病机认识

新安医家认为，伤后发热多由血虚、阴盛、瘀血、邪毒等所致。

如《医宗金鉴·正骨心法要旨》认为损伤发热主要有以下因素，“若因出血过多……此血虚发热也”；此外还有“阴盛发热”、亡血发热、血脱发热。瘀血壅滞也可引起发热，“若胀而重地，色或青黑，甚则发热作渴汗出者，乃经络壅滞，阴血受伤也。”感受邪毒或外感表邪也可出现发热，“伤损之证，外夹表邪者，其脉必浮紧，证则发热体痛”。

病证诊断鉴别

《医宗金鉴·正骨心法要旨》对各种损伤发热的临床表现进行了描述，如“伤损之证发热者，若因出血过多，脉洪大而虚，重按之全无者，此血虚发热也”；“脉若沉微，按之软弱者，此阴盛发热也”；“若发热烦躁，肉瞤筋惕者，此亡血也”；“如发热汗出不止者，此血脱也”；“若胀而重地，色或青黑，甚则发热作渴汗出者，乃经络壅滞，阴血受伤也”；“伤损之证，外夹表邪者，其脉必浮紧，证则发热体痛”。临床上应根据患者的不同表现进行辨证分析，如“血脱之证，其脉实者难治，细小者易治”。

治疗原则发挥

《医宗金鉴·正骨心法要旨》针对不同类型的损伤发热采用不同的治法和方药。

如对血虚发热，“用当归补血汤”以补气养血。

对阴盛发热，是因为阴寒内盛，虚阳格于外的浮热，则应扶阳益火，以消阴盛，方用“四君子汤加炮姜、附子”。

对亡血引起的发热，“宜用圣愈汤（人参、川芎、当归、熟地黄、生地、黄芪）”以补气养血。

对血脱引起的发热，“宜用独参汤”补气摄血。

对“经络壅滞，阴血受伤”引起的发热，“宜先刺去恶血以通壅塞，后用四物汤以调之”，瘀血既去，则用四物汤补血养血活血，瘀去新生则发热自退。

对外感夹表引起的发热，“形气实者，宜疏风败毒散（当归、川芎、白芍药、熟地黄、羌活、独活、桔梗、枳壳、柴胡，白茯苓、白芷、甘章、紫苏、陈皮、香附）以疏风清热；形气虚者，宜加味交加散（当归、川芎、白芍药、生地黄、苍术、厚朴、陈皮、白茯苓、半夏、羌活、独活、桔梗、枳壳、前胡、干姜、肉桂、甘草、柴胡，有热者，去干姜、肉桂），或羌活乳香汤（羌活、独活、川芎、当归、赤芍药、防风、荆芥、丹皮、续断、红花、桃仁、乳香、生地黄，有热者，加柴胡、黄芩）以散之”。

临床辨治特色

目前临床上将损伤发热分为瘀血热、邪毒热和血虚热进行辨证论治。

1.瘀血热

对新伤瘀血发热，并有局部肿胀、疼痛者，治宜活血祛瘀为主，瘀去则热自清，方用和营止痛汤加丹皮、栀子；对伤后瘀积发热，热邪迫血妄行而有咯血、呕血、尿血者，治宜清热凉血祛瘀，方用犀角地黄汤或圣愈汤；对瘀积于阳明之腑的实热证者，有胸腹满痛，大便秘结等，治宜攻下逐瘀泻热，方用桃核承气汤；对瘀积于胸胁，证见两胁胀痛、呼吸不舒者，为肝经瘀血，治宜活血祛瘀，疏肝清热，方用加味逍遥散（白术、茯苓、当归、白芍、柴胡、薄荷、黑栀、丹皮）。

2. 邪毒热

初起证见发热、恶寒、头痛、全身不适，苔白微黄，脉浮数者，治宜疏风清热解毒，方用疏风败毒散；毒邪壅于肌肤积瘀成脓，见局部焮热、肿胀、灼热、疼痛者，治宜清热解毒、消肿溃坚，方用仙方活命饮（白芷、贝母、防风、赤芍、当归尾、甘草、皂角刺、穿山甲、天花粉、乳香、没药、金银花、陈皮）；若脓肿穿溃，流出黄白色稠脓，伴有发热、恶寒、头痛、周身不适者，用透脓散；若伤后疼痛日益剧烈，体温较高，口渴、大汗、烦躁，苔黄，脉洪大者，为阳盛实热证，治宜清热泻火解毒，用黄连解毒汤或五味消毒饮加味；若为大便秘结的实热证，可用桃核承气汤通腑泄热；若身热滞留，一身重痛，口渴不欲饮，胸脘满闷，呕恶便溏，苔黄腻，脉滑数或濡数，治宜清泻湿毒，方用龙胆泻肝汤；若热入营血，出现高热，神昏谵语，夜间尤甚，烦躁不安，舌质红绛或紫暗，脉细数或滑数者，治宜清热凉血，可用犀角地黄汤，或用安宫牛黄丸清热开窍。

3. 血虚热

损伤后出现头晕目眩，肢体麻木，喜热畏寒，日晡发热，倦怠喜卧，面色无华，脉虚细等证，治宜补气养血，方用八珍汤或当归补血汤；若血虚阳浮，精髓亏耗而发热者，治宜滋阴潜阳，方用知柏地黄丸或大补阴丸（熟地、龟板、黄柏、知母）。

损伤眩晕

眩是指目视昏花，晕是指头觉旋动，以头颈部损伤后最为常见。患者自觉如坐车船，摇晃不定，轻者闭目减轻，或发作一时渐渐中止；重者则伴有恶心、呕吐、汗出，甚则猝然昏倒等症状。

病因病机认识

新安医家认为，损伤眩晕多由气虚、血虚或瘀血阻闭清窍所致。

如《医宗金鉴·正骨心法要旨》云："有因亡血过多，以致眩晕者"，有损伤后服用克伐之剂过多导致眩晕，"伤损之证，头目眩晕，有因服克伐之剂太过，中气受伤，以致眩晕者"。有损伤后瘀阻清窍出现眩晕，如后山骨损伤，"凡有伤损，其人头昏目眩，耳鸣有声、项强咽直，饮食难进，坐卧不安，四肢无力"。此外，损伤眩晕与风、痰等均有关联。

病证诊断鉴别

新安医家认为中气不足，下陷气虚引起的眩晕多因"服克伐之剂太过，中气受伤，以致眩晕者"；而血虚引起的眩晕多因"亡血过多，以致眩晕者"；而颅脑损伤引起的眩晕多为瘀血阻闭清窍，而出现"其人头昏目眩，耳鸣有声，项强咽直，饮食难进，坐卧不安、四肢无力"等症，临床应加以辨别。

治疗原则发挥

《医宗金鉴·正骨心法要旨》针对因中气不足、下陷气虚引起的眩晕采用“如兼腹胀呕吐，宜用六君子汤”健脾益气。

对因血虚引起的眩晕“兼发热作渴，不思饮食者，宜十全大补汤”补益气血。

对瘀血阻闭清窍引起的眩晕，采用活血化瘀，通络止痛，如“内服正骨紫金丹，外敷乌龙膏，并用海桐皮汤熏洗以散瘀去麻木止疼痛”。

临床辨治特色

目前临床上对眩晕病机的认识，或因气虚、血虚，或因风、因痰、因瘀所致。

1. 气虚下陷

伤后出现头目晕眩，伴心悸，怔忡，心慌，气短，舌淡苔白，脉弦细。治宜补中益气，方用补中益气汤。

2. 血虚眩晕

伤后眩晕，伴面色少华，肌肤不泽，心悸神疲，舌淡苔白，脉沉细。治宜补气养血，方用八珍汤或当归补血汤。

3. 肝阳上亢

多见头部损伤后出现眩晕，每因烦躁、愤怒而加剧，性情急躁，少寐多梦，泛泛欲吐，纳差，口苦，舌红苔黄，脉弦数。治宜平肝潜阳，活血祛瘀，方用天麻钩藤饮（天麻、钩藤、生决明、山栀、黄芩、川牛膝、杜仲、益母草、桑寄生、夜交藤、朱茯神）加减。

4. 瘀阻清窍

多见于头部损伤之早期，症见头目眩晕，伴有头痛，恶心呕吐，目睛青紫，舌质绛红，脉弦涩。治宜通窍活血逐瘀，方用通窍活血汤加减。

5. 肾精不足

多见损伤后期，症见眩晕，耳鸣，健忘，精神委顿，腰膝酸软，舌红苔薄，脉细数。治宜补肾填精，方用左归丸加减。

6. 痰饮内盛

损伤后症见头眩，心悸，伴呕吐清水痰涎，舌淡苔白腻，脉弦滑。治宜利湿化痰，行气活血，方用温胆汤（半夏、竹茹、枳实、陈皮、茯苓、甘草）加减。

损伤烦躁

损伤烦躁指损伤后出现的心烦，躁动不安，或不寐，夜卧不宁。

病因病机认识

《医宗金鉴·正骨心法要旨》将损伤烦躁的病因病机归纳为血虚烦躁、气虚烦躁、心脾两虚、肝脾气滞、亡血等。其认识与现在临床上的辨证分型基本相似。

病证诊断鉴别

《医宗金鉴·正骨心法要旨》对血虚烦躁的临床表现总结为“伤损之证，烦躁而面赤，口干作渴，脉洪大按之如无者”；气虚烦躁为“烦躁自汗头晕”；心脾两虚表现为“烦躁不寐”；肝脾气滞表现为“烦躁胁痛”；亡血也可引起烦躁，如“亡血过多烦躁者”，可导致躁动不安。

治疗原则发挥

针对血虚烦躁《医完金鉴·正骨心法要旨》主张“宜用当归补血汤”补血养血；气虚烦躁“宜用独参汤”补摄元气；心脾两虚引起的烦躁，“宜用加味归脾汤（黑栀、牡丹皮、人参、炙黄芪、白术、茯神、枣仁、当归、木香、远志、桂圆肉、炙甘、草姜枣）”补血养血、宁心安神；肝脾气滞引起的烦躁，“宜用柴胡四物汤（当归、川芎、白芍药、熟地黄。柴胡、黄芩）”养血疏肝除烦；亡血引起的烦躁，“宜用圣愈汤”补气摄血。

临床辨治特色

目前临床上认为损伤后烦躁多为血虚、气虚、阳亢和血瘀所致。对亡血引起的烦躁是失血性休克前期表现。应及时进行抢救处理。

1.心神失养

多为损伤后失血过多，心神失去滋养，表现为烦躁，夜不能寐，舌现黑苔，脉细弱。治宜养心安神。方用加味归脾汤。

2.心肝气虚

患者表现为心慌、心悸，心烦不眠。眠则多梦，噩梦易惊，头目昏胀，烦躁易怒，舌淡苔白，脉弦细而数。治宜益气养肝，方用酸枣仁汤（酸枣仁、甘草、知母、茯苓、川芎）。气虚加人参，血虚加当归、白芍，烦躁不眠者加龙骨、牡蛎、珍珠母。

3.肝经火旺

明虚之体，加之瘀血化火或血虚阳浮。表现为易怒易躁。动辄呼叫。患者若狂，或目睛红赤，两颧发红，舌红苔黄。脉弦。治宜清肝除烦，方用柴胡四物汤或丹栀逍遥散。

4.瘀扰神明

患者表现夜不安卧，有时通宵达旦不寐，舌红苔黄，脉洪有力。治宜活血祛瘀，安神定志，方用血府逐瘀汤加朱砂、石决明、代赭石等。

损伤喘咳

损伤喘咳是指损伤后所发生的喘咳之证。

病因病机认识

新安医家认为，伤损喘咳总由气血失调而肺气上逆所致。《医宗金鉴·正骨心法要旨》认为损伤后喘咳与气血关系密切，如“伤损之证而喘咳者，若因出血过……乃气虚血乘于肺也”；或“若咳血衄血而喘者，乃气逆血蕴于肺也”。此为损伤后失血过多，血虚气无所附，则气短气逆而出现喘咳。

病证诊断鉴别

新安医家认为“伤损之证而喘咳者，若因出血过多，面黑胸胀，胸膈痛而发喘者，乃气虚血乘于肺也”。此为出血过多，导致气虚而无力行血，瘀血积于肺而出血喘咳；“若咳血衄血而喘者，乃气逆血蕴于肺也”。此为咳血衄血时，气机随血上行，气逆而出血喘咳。

治疗原则发挥

《医宗金鉴·正骨心法要旨》对气虚血乘于肺引起的喘咳，“急用二味参苏饮（人参、苏木）”以补气活血，即所谓气为血之帅，气行则血行之意；对气逆血蕴于肺之喘咳，“只宜活血行气，不可用下法，宜十味参苏饮（人参、紫苏、半夏、茯苓、陈皮、桔梗、前胡、葛根、枳壳、甘草、姜）治之”，血液得以正常运行，则气机运行亦得以顺畅。

临床辨治特色

现在临床上认为损伤喘咳应以治肺为主，瘀血者祛瘀，气滞者理气肃肺，血虚者应补气养血，痰火者清金化痰，但均应佐以活血之品。

1.瘀血乘肺

多见于胸部挫伤，肋骨骨折，络脉破裂，胸腔积血或积气，气血瘀阻，气道不通，肺失清肃，气上逆则咳，气不顺则喘。治宜降气平喘，活血祛瘀，方用苏子降气汤合失笑散。

2.瘀积胁下

胸胁损伤，肝经受损，瘀积胁下，肝失条达，木旺反侮肺金，发为喘咳。治宜活血化瘀，疏肝理气平喘，方用血府逐瘀汤加杏仁、苏子、法半夏等。

3.痰瘀化火

损伤积瘀，瘀积生热，加之伤后肺气已虚，外感风邪，风、痰、瘀三者壅滞化火，发为喘咳不止。治宜疏风活血，清金化痰。方用十味参苏饮加黄芩、山栀子、桃仁、当归、瓜蒌等。

4. 血虚喘咳

伤后出血过多，血虚气无所附则气短气逆发为喘咳。治宜益气养血，方用二味参苏饮，气虚加黄芪、白术、山药，血虚加当归、白芍、阿胶等。

伤损昏聩

伤损昏聩是指损伤后引起意识障碍或意识丧失，临床上以昏沉不省人事为特点。

病因病机认识

新安医家认为，损伤昏愦多由瘀血在内、元气虚甚或血不养心所致。

病证诊断鉴别

《医宗金鉴·正骨心法要旨》认为“伤损昏愦乃伤之至重，以致昏愦不知人事”。诊断上应注意分清虚实。伤后恶血留内攻心而致神昏谵语者，常见心神不宁，哭笑无常，且“凡瘀血在内，大便不通”。

血虚心失所养者，常见神志呆滞，面色苍白，目闭口张，四肢厥冷等。

血脱后元气衰微，气无所附而昏迷者，可见神志昏迷，面色苍白，目闭口张，四肢厥冷，大汗淋漓等。

治疗原则发挥

损伤后出现昏迷是损伤的重症。《医宗金鉴·正骨心法要旨》指出："伤损昏愦……宜急灌以独参汤。虽内有瘀血，断不可下，急用花蕊石散（石硫黄、花蕊石）内化之，盖恐下之，因泻而亡阴也。若元气虚甚者，尤不可下，亦用前散以化之。凡瘀血在内，大便不通，用大黄、朴硝，血凝而不下者，须用木香、肉桂二三钱，以热酒调灌服之，血下乃生。怯弱之人，用硝、黄而必加木香、肉桂同煎者，乃假其热以行其寒也"。

临床辨治特色

伤损昏聩是指损伤引起的意识障碍或意识丧失，多为头部损伤或其他严重损伤所致，又称昏厥，是损伤内证中的重症。临床上应以抢救生命为主，如心肺复苏、保持呼吸道通畅、纠正失血性休克和水、电解质失衡等，同时可根据辨证结合中医中药进行治疗。

1.气闭昏厥

多为头部或脊柱意外受伤，气为震激，气机逆乱，上壅心君，心窍闭塞，猝然昏倒，醒后头昏头痛，恶心呕吐。治宜通闭开窍，方用苏合香丸。

2.瘀血攻心

多因损伤后瘀血攻心，上扰神明，出现昏迷，多见头部外伤和其他部位严重损伤的重症伤员，表现神昏谵语，心神不宁，哭笑无常，舌质绛红或有瘀点，苔黄或腻，脉弦涩。治宜逐瘀开窍，方用黎洞丸（牛黄、冰片、麝香、阿魏、雄黄、大黄、儿茶、血竭、乳香、没药、田三七、天竺黄、藤黄）。

3.血虚昏厥

多因失血过多，亡阴血脱，阴阳离决，表现神志呆滞，面色爪甲苍白，目闭口张，四肢厥冷，倦怠气微，二便失禁，舌谈唇绀，脉细微。治宜回阳救逆，方用参附汤（人参、附子）。

4.阴阳失调

多因损伤后气血大乱，脏腑失和，升降失常，气血津液平衡失调，导致昏厥，可见严重损伤后的重症伤员出现的水、电解质紊乱和代谢紊乱的患者。治宜调和阴阳，应在积极抢救、对症处理以调整水、电解质平衡的基础上给予大剂生脉饮（人参、麦冬、五味子）。

5.痰阻清窍

多因损伤后瘀血与痰湿互阻，痰阻清窍，出现昏厥，伴有喘急痰鸣，气急气促，呼吸困难，舌红苔黄腻，脉沉滑。治宜涤痰开窍，方用导痰汤（半夏、陈皮、茯苓、甘草、生姜、南星、枳实）加减。

损伤呕吐

损伤呕吐是指伤损之后而出现恶心、呕吐的证候。

病因病机认识

新安医家认为，损伤呕吐总由疼痛过度、失血过多、胃气受损、肝胃不和所致。

损伤呕吐以头部内伤和腹部内伤多见，呕吐有的吐出胃内容物，有的吐血，有的愠愠欲吐，有的恶心呕吐，有的无前驱症状而呈喷射状呕吐。《医宗金鉴·正骨心法要旨》就指出损伤后呕吐有“因痛甚”者；有“因克伐而伤胃者”；有“因大怒后造成肝气郁滞，横逆犯胃”；有“因痰火内盛”者；有因“胃气虚弱”或“因失血过多”者。

病证诊断鉴别

若因损伤后疼痛剧烈，或者使用寒凉的药物伤及脾胃，或本身“胃气虚弱”又受外伤，或损伤而失血过多，导致脾胃气虚呕吐者，常伴有肢体倦怠乏力，少气懒言，面色萎白，舌淡苔白，脉细弱。

如因“肝气郁滞，横逆犯胃”引起的呕吐，多伴有胸胁痛闷，嗳气吞酸等症。

如损伤后瘀血与痰饮互结蕴而化火，可呕吐痰涎，其痰黄而稠黏，舌苔黄腻，脉滑数。

治疗原则发挥

《医宗金鉴·正骨心法要旨》指出，如“伤损作呕，若因痛甚，或因克伐而伤胃者，宜四君子汤加当归、半夏、生姜”。

“因胃气虚者，用补中益气汤加生姜、半夏”。对血虚引起的呕吐则需补气养血，健脾养胃。

如“因出血过多者，用六君子汤加当归”。对肝气横逆犯胃引起的呕吐，则疏肝理气，降逆和胃止呕，“用小柴胡汤加山栀、茯苓”。对痰火壅盛引起的呕吐则清热化痰，降逆止呕，“用二陈汤加姜炒黄连、山栀”。

临床辨治特色

1.瘀阻于上

多因头部内伤，瘀阻于上，瘀血阻滞，气逆上冲，可发为喷射状呕吐，常伴有头昏头痛，眩晕，昏厥，食后即吐。治宜升清降浊，活血化瘀，方用柴胡细辛汤（柴胡、细辛、薄荷、归尾、地鳖虫、丹参、制半夏、川芎、泽兰、黄连）。

2.瘀阻于中

多因胸胁脘腹损伤，瘀阻中焦，脾胃气机不顺，胃失和降，气逆作呕，常伴有脘腹胀满疼痛，痛处拒按，胃纳欠佳，舌苔黄腻。治宜逐瘀生新，和胃降逆，方用代抵当汤（大黄、芒硝、桃仁、归尾、穿山甲、桂枝、生地）加半夏、吴茱萸等。

3.肝气犯胃

损伤后因肝气郁滞，横逆犯胃，可出现嗳气频繁，或愠愠欲吐，多伴有胸胁痛闷，嗳气吞酸，脉弦数。治宜疏肝理气，和胃降逆，方用小柴胡汤加山栀、茯苓。

4.痰饮内盛

如因素体肥胖，脾肾不健，运化失司，加之伤后气血凝滞，血聚痰盛，也可发为呕吐，常为呕吐清水质痰涎，头眩心悸，苔腻脉滑。治宜行气活血、化痰降逆，方用二陈汤加桃仁、苏子、沉香、枳实；如痰黄黏稠者加山栀、黄芩、瓜蒌皮、竹茹等。

损伤作渴

损伤作渴是指损伤之后，出现口干、舌燥、思饮等证候者。

病因病机认识

新安医家认为，损伤作渴总因亡血、津伤、胃热、肾虚所致。

对损伤作渴病因病机的认识，《医宗金鉴·正骨心法要旨》总结说为有“因亡血过多者”；有“因胃热伤津液者”；有因“胃虚津液不足”者；有因“胃火炽盛”者；有因“肾经虚热”者。这些原因均可导致津液亏乏而出现口渴欲饮。

病证诊断鉴别

由于津血同源，所以亡血过多可引起口渴，其人多见面色淡白，眩晕心悸；“胃虚津液不足”可导致津液无法上承，而引起口渴，其人多见口燥咽干，少气乏力；而“胃热伤津液”和“胃火炽盛”均可灼伤津液引起气阴两伤而出现口干喜饮，常伴有身热多汗，心胸烦闷，气逆欲呕；肾阴亏损，虚火上炎也可导致口干咽燥，但可伴有腰膝酸软，头晕目眩，盗汗，手足心热等症。

治疗原则发挥

《医宗金鉴·正骨心法要旨》对损伤口渴的论治，往往根据其病机不同采用不同的治疗方法。如“伤损作渴，若因亡血过多者，用四物汤加人参、白术，如不应，用人参、黄芪以补气，当归、熟地以补血，或用八珍汤”；“若因胃热伤津液者，用竹叶黄芪汤（淡竹叶、人参、黄芪、生地黄、当归、川芎、麦冬、芍药、甘草、石膏、黄芩、半夏）”“益气养阴，清热生津；如胃火炽盛，用竹叶石膏汤（竹叶、石膏、人参、炙甘草、麦冬、半夏、粳米、生姜）”清热生津，益气和胃；“如胃虚津液不足，用补中益气汤”；对“肾经虚热”引起的口渴则滋阴益肾，“若烦热作渴，小便淋涩，乃肾经虚热，非地黄丸不能救”。

临床辨治特色

胃纳水谷以化生津血，肾者启下焦之气蒸腾上归于肺，肺者布达水津于脏腑、肌肤，若此三脏俱盛，源流疏通条达，水津四布，口、舌、喉、鼻皆有津液，则口渴自解，因此对口渴的辨证和治疗应从脾胃、肺和肾着手。

1.血虚口渴

多因损伤出血过多，血为阴，气为阳，阴虚则虚阳亢盛，阳亢无阴血之濡润，故口渴思饮；血虚盛者，口渴而不饮，或饮入甚少，舌淡苔薄少津，脉细弱。治宜补血生津，方用当归补血汤加天花粉、玉竹、麦冬、黄芪。

2.阴虚口渴

伤后烦躁渴甚，或盗汗湿襟，或数日少饮，夜卧不宁，舌红无苔，脉细数。治宜益肾滋水止渴，方用六味地黄丸（熟地黄、山茱萸、山药、泽泻、牡丹皮、茯苓）加减。

3.瘀血口渴

瘀血停聚，胸腹满胀，口渴欲饮，饮之甚少，或饮后即吐，舌质紫暗，苔黄而燥，脉涩迟。治宜逐瘀止渴，方用血府逐瘀汤（桃仁、红花、当归、生地黄、川芎、赤芍、牛膝、桔梗、柴胡、枳壳、甘草）加减。

4.火盛伤阴

损伤后正虚邪实，毒邪发热，身大热，大汗出，舌红苔黄，脉弦数。治宜清热养阴，生津止渴，方用竹叶石膏汤（竹叶、石膏、半夏、麦门冬、人参、甘草、粳米）。

损伤秘结

损伤秘结是指损伤后排便时间延长或有便意而排便困难者。

病因病机认识

新安医家认为，损伤秘结总因血虚、燥热、气虚、瘀血所致。

《医宗金鉴·正骨心法要旨》就指出，损伤秘结有“因大肠血虚火炽者”；有“肾虚火燥者”；有“肠胃气虚”者；有瘀血蓄积者。这些都可造成大肠传导功能失常，粪便在肠内停留时间过长，水分被吸收，从而粪便过于干燥，难以排出。

病证诊断鉴别

“伤损之证，大便秘结，若因大肠血虚火炽者”，常伴有头晕目眩、心悸气短等血虚证候；“若肾虚火燥者”，可有盗汗，手足心热等肾阴虚证候；“若肠胃气虚”，常伴有精神倦怠，汗出气短等气虚证候；若为瘀血蓄积，常伴有腹满腹胀，腹中坚实，疼痛拒按等瘀血证候。

治疗原则发挥

《医宗金鉴·正骨心法要旨》对血虚便秘，“用四物汤送润肠丸（大黄、当归尾、羌活各五钱，桃仁、麻仁），或以猪胆汁导之”，以养血润肠通便；对肾阴虚便秘，“用六味地黄丸”滋阴润肠通便；对肠胃气虚便秘，“用补中益气汤”补中益气润肠；对瘀血蓄积便秘，“用玉烛散（生地黄、当归、川芎、赤芍药、酒大黄、芒硝，引用生姜）”，攻下逐瘀。

临床辨治特色

1. 血虚肠燥

多因损伤后失血过多，血虚阴亏，不能滋润大肠而致便秘，常表现头晕目眩，心悸气短，面色苍白，唇淡苔薄，脉沉细弱。治宜润肠通便，方用五仁丸（桃仁、杏仁、柏子仁、松子仁、郁李仁、陈皮）。

2. 瘀血蓄积

对于瘀血积于腹中，血瘀气滞，肠道运化失常引起的便秘，多见于胸、腹、脊柱及骨盆等损伤，常见伤后腹满腹胀，腹中坚实，疼痛拒按，按之痛甚，舌质红、紫，苔黄厚而腻，脉弦数。治宜攻下逐瘀，方用桃核承气汤。

3. 气虚便秘

对损伤后期，气血大衰，脾胃运化无权，久无便意，形成便秘。属气虚便秘，表现为食欲不佳，胃纳甚少，精神倦怠，多卧少动，甚至汗出气短，舌淡苔白，脉细弱。治宜益气润肠，方用补中益气汤加桃仁、麻仁、郁李仁。

4. 热甚津伤

伤后反复发热，出汗，津液干枯而成便秘，常有发热，自汗盗汗，口渴唇燥，舌苔黄燥，脉洪或滑数。治宜滋阴清热润肠，方用增液承气汤（玄参、麦冬、生地、大黄、芒硝）。

跋

新安医学根植徽文化沃土，是我国传统医学中文化底蕴深厚、学术成就突出、历史影响深远、最富区域特色的传统医学流派，它的兴起和繁荣有着深厚的社会根源。《新安伤科治法》从南北文化融合、宋明理学兴盛、商业经济发达等方面介绍了新安医学形成发展的社会历史背景，正是因为士族的迁入、思想的解放、商业的活跃，为医学的传播、医术的交流、医作的刊刻提供了有利条件。新安医学科属齐全，其科属专业的继承、发展，除了受师传影响外，主要是家族链传授的结果，这是新安医学很突出的特点之一。由于医家的医技医方和临床经验由家族一代又一代流传下来，从而形成新安医学中最让人称道又独具特色的医学专科。

《新安伤科治法》作为一部新安医学伤科治法专门著作，它比较系统地阐述了新安伤科的形成、发展和贡献，详细阐释了新安伤科诸多名医名家的学术成就和诊疗经验。元代李仲南治伤强调梳理气机，明代汪机注重治外必本于内，清代江考卿讲究辨穴施治，清代吴谦在诊断、复位、用药等方面独具创见，祁门胡氏伤科主张按穴施药……这些不仅总结提炼了历代以来新安伤科医家的学术思想，关键是详实介绍了他们的诊法、治法、药方之独到，既援引著作典籍，又引用方家学说，辅以案例为证，并作精准解释，集哲理与医理于一体，集理论、诊疗、方剂、药学于一体，集学术传承与经验分享于一体，乃是新安伤科治法之集大成，无论从理论还是从临床上来说，都可以作为医学院伤科专业教科书和伤科医生进修的辅导读物。

该书围绕新安伤科对损伤的病因病机、辨证、手法及理法方药的论述加以具体分析研究，根据人体不同部位特点，着重介绍“摸、接、端、提、推、拿、按、摩”正骨八法，对症分析、鉴别、治疗、施药，这是新安伤科治法的精妙之处、精髓所在，也是我国中医重视和强调对症施治、辨证施治、系统施治原则的体现，对伤科医生来说更有借鉴性、指引性、操作性。

全书有史料、有考证、有阐释、有综合，方从典出，信而有据，是学习新安伤科的一部好书，对于研究新安医学也很有参考价值。但要窥得永久先生学术思想之三昧，必须得更深入的学习和更多的实践。我从安徽医科大学毕业后，曾在黄山市卫生局负责中医科工作，有幸结识永久先生，到现在还保持着联系，一直关注他对新安医学及新安伤科治法的研究与创新。永久先生早年跟随父亲胡友来学徒三年打下了传统的正骨基础，后来又到北京解放军304医院骨科中心进修，融传统与现代经验于一体，开创了自己的传奇。永久先生治学态度严谨、临床经验丰富，更可贵的是他医德高尚、宅心仁厚，身上透着一股侠士精神。永久先生给自己定了个规矩，就是“简便廉”，用简单的方法，方便病人，以相对低廉的价格完成治疗。多年来，永久先生就是这样不断地在伤科诊治之路上孜孜以求，弘扬学术、造福百姓。

《新安伤科治法》是一部学习研究新安伤科治法的难得佳作，更是永久先生精医济世、乐业佑民的最好诠释，甚是感佩。兹特向读者推荐。

中共芜湖市委常委、市纪委书记、市监委主任　吴祚麓

2023年2月30日于芜湖